薬学生・薬剤師のための
コンパクト免疫学

松井 勝彦 著

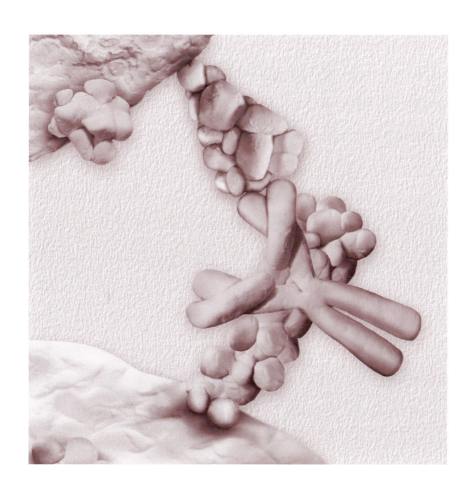

丸善出版

はじめに

　薬学生および薬剤師は，感染症・アレルギー・自己免疫疾患・免疫不全症・移植片拒絶・腫瘍免疫・予防接種などを正しく理解するために，免疫学的知識の修得を必須とする。免疫学は比較的新しい学問ではあるが，その始まりはエドワード・ジェンナーによる牛痘接種による天然痘予防の発見（1796 年）に端を発する。特にここ 30年間ほどの免疫学の進歩は凄まじく，膨大な量の知識が蓄積されるに至っている。しかも数年前まで正しかった知識が，突然，修正を余儀なくされるといったことも決して珍しくはない。

　私の学生時代には，免疫学は微生物学の中の一部として教育されていた。今でも手元にあるその頃の教科書を開いてみると，免疫学に関する記載は約 600 ページ中の70 ページほどである。その気になれば，1 日で免疫学の試験勉強が終了してしまうほどの量であった。その時代の教育を受けて大学を卒業した大部分の薬剤師は，特に意識して免疫学を勉強することもなく，病院や薬局での実務に追われてきたことであろう。そして医療の進歩の中で，自分の知識不足を実感する場面に遭遇することもしばしばあるのではないだろうか。それでは，最近の薬学生のすべてが免疫学を十分に理解したうえで社会へ巣立っているのかというとそれもまた疑問である。免疫学は多くの学生にとって大いに興味を引くおもしろい学問であることは間違いないのだが，その反面，体系的に理解するのが非常に難しいようである。その理由を考えてみると，溢れるほどの情報の中で何をどこまで理解し，どのように体系づけて覚えればよいのかがわからないということに尽きるのではないかと思う。それはおそらく，現場で多忙を極める薬剤師にとっても同じではないだろうか。

　このような問題点を解決するために本書を執筆するにあたって注意したことは，免疫学をストーリー仕立てで体系的に理解させること，要求する知識をできる限りコンパクトにすること，基礎免疫学と臨床免疫学をスムーズにリンクさせることの 3 点である。免疫学を初めて学ぶ薬学生が読んでも理解でき，しかも一定以上のレベルを保

ちつつ，日本一わかりやすい薬系免疫学のテキストの完成を目指した。薬剤師を目指す学生であれば，免疫学関連の国家試験対策に本書1冊で十分に対応できるだろう。薬学研究者を目指す学生であれば，創薬研究に必要とされる免疫学的知識の基本を本書で十分にまかなえるだろう。また，現役の薬剤師であれば，免疫関連疾患の発症メカニズムの基本や医薬品の添付文書に記載されている免疫学的情報が十分に理解できるようになるだろう。内容はコンパクトであるが，本書の内容を理解できれば，もう一段上のクラスの本を読みこなせる知識は十分に身につくはずである。ぜひとも本書の端から端まですべてを読んでほしい。そして本書を完読した読者が，免疫学をより身近なおもしろい学問として捉えてくれれば，私にとってはこのうえない喜びである。

　最後に，本書出版の機会を与えて下さった丸善出版株式会社に謝意を表すとともに，出版に際して多大なご協力をいただいた長見裕子氏，ならびに度重なる私の要求に最後までお付き合いいただいたイラストレーターの菊地和樹氏に深く感謝する。

　　　2018年　初　春

松　井　勝　彦

目　次

基礎免疫学編　*1*

1 章　免疫システムの基本構造 ——— *3*

1・1　免疫系ではたらくおもな細胞 ——— *3*

1・1・1　リンパ球系細胞　*3*
1・1・2　抗原提示細胞　*5*
1・1・3　顆 粒 球　*5*
1・1・4　マスト細胞 (肥満細胞)　*5*

1・2　リ ン パ 組 織 ——— *6*

1・2・1　一次リンパ組織 (中枢リンパ性器官)　*6*
1・2・2　二次リンパ組織 (末梢リンパ性器官)　*7*

1・3　血液とリンパ液 ——— *8*

1・3・1　末梢組織からリンパ節へ　*8*
1・3・2　リンパ節から感染巣へ　*9*
1・3・3　リンパ節内へのナイーブ T 細胞の移動　*10*

キーワードの確認・1 ——— *11*
確 認 問 題・1 ——— *11*

2 章　自 然 免 疫 ——— *13*

2・1　病原体に対するバリヤー ——— *13*

2・1・1　物理的バリヤー　*13*
2・1・2　生理的バリヤー　*13*
2・1・3　化学的バリヤー (非特異的エフェクター物質)　*13*

2・2　補体系を介する病原体の排除 ——— *14*

2・2・1　古 典 経 路　*14*
2・2・2　第 二 経 路 (代替経路)　*16*
2・2・3　レ ク チ ン 経 路　*17*
2・2・4　補体の生理作用　*18*

2・3　病原体の排除に向けた自然免疫の誘導 ——— *19*

2・3・1　マクロファージによる病原体の取り込み　*19*
2・3・2　マクロファージからのサイトカイン産生　*21*
2・3・3　好中球の感染局所への遊走　*21*
2・3・4　ケ モ カ イ ン　*23*
2・3・5　敗 血 症　*24*
2・3・6　急性期タンパク質　*25*
2・3・7　インターフェロン　*26*

キーワードの確認・2　*27*
確 認 問 題・2　*29*

3 章　リンパ球レセプターの構造と抗原認識　*31*

3・1　B 細胞レセプター（抗体分子）の基本構造　*31*

3・2　抗体分子による抗原認識　*32*

3・3　T 細胞レセプターの基本構造　*33*

3・4　T 細胞レセプターによる抗原認識　*33*

キーワードの確認・3　*36*
確 認 問 題・3　*37*

4 章　リンパ球レセプターの多様性と特性　*39*

4・1　B 細胞レセプター（抗体分子）の多様性の獲得　*39*

4・2　T 細胞レセプターの多様性の獲得　*41*

4・3　抗体分子（免疫グロブリン）の構造と種類　*43*

4・3・1　免疫グロブリンのイソタイプ　*43*
4・3・2　膜型免疫グロブリンとしての B 細胞レセプター　*45*
4・3・3　クローン選択説　*46*
4・3・4　イソタイプスイッチ　*47*

キーワードの確認・4　*48*
確 認 問 題・4　*49*

5 章　抗原提示と T 細胞の活性化　*51*

5・1　T 細胞レセプターへの抗原提示のしくみ　*51*

5・1・1　ウイルス感染を受けた細胞　*51*
5・1・2　マクロファージに取り込まれた病原性細菌　*52*
5・1・3　B 細胞に取り込まれた可溶性タンパク質　*53*
5・1・4　樹状細胞のクロスプレゼンテーション機能　*53*

5・2　主要組織適合遺伝子複合体（MHC）の多重性および多型性とその意義　*54*

5・2・1　MHC の多重性　*55*
5・2・2　MHC の多型性　*55*

キーワードの確認・5　*56*
確 認 問 題・5　*57*

目 次　*v*

6章　リンパ球の発生と分化 —————————————— 59

6·1　B細胞の発生と分化 —————————————————— 59

6·2　T細胞の発生と分化 —————————————————— 60

6·3　胸腺の構造とT細胞の分化段階 ——————————————— 61

6·4　正の選択と負の選択 —————————————————— 62

　キーワードの確認・6 ——————————————————— 64
　確 認 問 題・6 ————————————————————— 65

7章　T細胞を介する免疫系（細胞性免疫）————————— 67

7·1　ナイーブT細胞からエフェクターT細胞まで ————————— 67

　7·1·1　ナイーブT細胞と抗原の遭遇　*67*
　7·1·2　ナイーブT細胞のリンパ節内への移動　*68*
　7·1·3　種々の抗原提示細胞の性質　*69*
　7·1·4　ナイーブT細胞の活性化に必要なシグナル　*70*
　7·1·5　ナイーブT細胞の活性化とIL−2産生　*70*

7·2　ヘルパーT（Th）細胞の分化 —————————————— 71

　7·2·1　Th1細胞（1型ヘルパーT細胞）　*71*
　7·2·2　Th2細胞（2型ヘルパーT細胞）　*71*
　7·2·3　Tfh細胞（濾胞性ヘルパーT細胞）　*72*
　7·2·4　Th17細胞（Tヘルパー17細胞）　*73*
　7·2·5　Treg細胞（制御性T細胞）　*74*

7·3　細胞性免疫応答のしくみ ————————————————— 74

　7·3·1　Tc細胞によるウイルス感染細胞の破壊　*74*
　7·3·2　Th1細胞によるマクロファージの活性化　*75*

7·4　T細胞のおもなサイトカイン ———————————————— 77

　キーワードの確認・7−1 ————————————————— 78
　確 認 問 題・7−1 ——————————————————— 79
　キーワードの確認・7−2 ————————————————— 80
　確 認 問 題・7−2 ——————————————————— 81

8章　B細胞を介する免疫系（液性免疫）——————————— 83

8·1　液性免疫応答のしくみ —————————————————— 83

8·2　ナイーブB細胞から形質細胞への分化 ——————————— 84

8·3　免疫グロブリンのイソタイプスイッチと親和性の増大 ————— 86

8·4　免疫グロブリンの各イソタイプの特徴と機能 ————————— 87

　8·4·1　各イソタイプの体内分布　*87*
　8·4·2　各イソタイプの機能　*87*

8·5　Fcレセプターを保有した免疫細胞の役割 —————————— 88

　8·5·1　Fcレセプターを介した病原体の取り込み　*88*
　8·5·2　NK細胞による抗体結合標的細胞の破壊　*89*
　8·5·3　IgEを介するマスト細胞の脱顆粒　*89*
　8·5·4　IgEを介する好酸球の脱顆粒　*90*

キーワードの確認・8-1 ———————————————————— *91*

確 認 問 題・8-1 ———————————————————— *92*

キーワードの確認・8-2 ———————————————————— *92*

確 認 問 題・8-2 ———————————————————— *93*

9 章　抗体産生の誘導と検出 ———————————————————— *95*

9・1　ハプテンと免疫原性 ———————————————————— *95*

9・2　アジュバント ———————————————————— *96*

9・3　ポリクローナル抗体とモノクローナル抗体 ———————————————————— *97*

9・3・1　ポリクローナル抗体とモノクローナル抗体の違い　*97*

9・3・2　モノクローナル抗体の作製法　*97*

9・4　酵素免疫測定 (**ELISA**) ———————————————————— *98*

9・5　ラジオイムノアッセイ (**RIA**) ———————————————————— *100*

9・6　凝 集 反 応 ———————————————————— *100*

9・7　沈 降 反 応 ———————————————————— *101*

9・8　免 疫 蛍 光 法 ———————————————————— *101*

キーワードの確認・9 ———————————————————— *102*

確 認 問 題・9 ———————————————————— *103*

10 章　基礎免疫学編の要約 ———————————————————— *105*

臨床免疫学編　　　*107*

11 章　過敏反応とアレルギー ———————————————————— *109*

11・1　Ⅰ 型 過 敏 反 応 ———————————————————— *109*

11・2　Ⅱ 型 過 敏 反 応 ———————————————————— *110*

11・3　Ⅲ 型 過 敏 反 応 ———————————————————— *110*

11・4　Ⅳ 型 過 敏 反 応 ———————————————————— *111*

11・5　アレルギー疾患と治療 ———————————————————— *112*

11・5・1　アナフィラキシー　*112*

11・5・2　気 管 支 喘 息　*112*

11・5・3　アレルギー性鼻炎および花粉症　*113*

11・5・4　アトピー性皮膚炎　*113*

11・5・5　薬物アレルギー　*113*

キーワードの確認・11 ———————————————————— *114*

確 認 問 題・11 ———————————————————— *115*

目　次　*vii*

12章　自己免疫疾患 ──────────────────── *117*

12·1　自己免疫性溶血貧血 ──────────────── *117*

12·2　自己免疫性血小板減少性紫斑病 ──────── *117*

12·3　橋　本　病 ─────────────────── *118*

12·4　グッドパスチャー症候群 ────────────── *118*

12·5　バセドウ病（グレーブス病）──────────── *118*

12·6　重症筋無力症 ────────────────── *119*

12·7　1 型 糖 尿 病 ────────────────── *119*

12·8　多 発 性 硬 化 症 ────────────────── *119*

12·9　全身性エリテマトーデス ────────────── *120*

12·10　関節リウマチ ────────────────── *120*

12·11　そのほかの自己免疫疾患 ────────────── *122*

12·12　原因不明の炎症性疾患 ──────────────── *123*

12·13　膠　原　病 ─────────────────── *125*

キーワードの確認・12 ──────────────── *126*
確 認 問 題・12 ──────────────────── *127*

13章　移 植 免 疫 ─────────────────── *129*

13·1　アロ反応と移植片拒絶 ──────────────── *129*

13·2　移植片対宿主病 ───────────────── *130*

13·3　拒 絶 反 応 ─────────────────── *131*

13·4　免 疫 抑 制 薬 ───────────────────── *131*

13·4·1　代謝拮抗薬（プリン拮抗薬）　*132*
13·4·2　アルキル化薬　*132*
13·4·3　副腎皮質ステロイド　*132*
13·4·4　抗リンパ球抗体　*133*
13·4·5　カルシニューリン阻害薬　*133*

キーワードの確認・13 ──────────────── *134*
確 認 問 題・13 ──────────────────── *135*

14章　先天性免疫不全症 ─────────────────── *137*

14·1　複合免疫不全症 ───────────────── *137*

14·2　免疫不全を伴う症候群 ──────────────── *138*

14·3　抗体産生不全症 ───────────────── *138*

14·4　免疫調節不全症 ───────────────── *139*

14·5　食細胞の数・機能の異常症 ────────────── *139*

14·6　自然免疫不全症 ───────────────── *139*

14·7　自己炎症性疾患 ───────────────── *140*

viii　目　次

14・8　補 体 欠 損 症 ———————————————————————————— *140*

キーワードの確認・14 ———————————————————————————— *141*
確 認 問 題・14 ———————————————————————————— *142*

15 章　腫 瘍 免 疫 ———————————————————————————— *143*

15・1　がん細胞の免疫応答からの回避 ———————————————— *143*

15・2　がんの免疫療法 ———————————————————————— *144*

15・2・1　非特異的免疫療法　*144*
15・2・2　特異的免疫療法　*144*
15・2・3　抗体医薬によるがん治療　*145*

キーワードの確認・15 ———————————————————————————— *148*
確 認 問 題・15 ———————————————————————————— *149*

16 章　ワ ク チ ン ———————————————————————————— *151*

16・1　免 疫 記 憶 ———————————————————————————— *151*

16・2　予 防 接 種 ———————————————————————————— *152*

16・2・1　定 期 接 種　*154*
16・2・2　任 意 接 種　*155*

キーワードの確認・16 ———————————————————————————— *156*
確 認 問 題・16 ———————————————————————————— *157*

17 章　臨床免疫学編の要約 ———————————————————————— *159*

索　引 ———————————————————————————————————— *161*

本書の使用上の注意

1. 難しい用語やじっくり読み込んでもよくわからない箇所が出てきたときは，それにかまわず先に進んでみよう。本書を読み進めるにつれて，理解できるようになるはずだ。重要な部分は太字で示しているので，可能なかぎり記憶すること。

2. 各章を学習した後は必ず，章末にまとめた"キーワードの確認"をすること。とくに重要な部分にはアンダーラインを引いてある。可能なかぎり記憶しよう。キーワードの意味，流れが理解できなければ，もう一度本文を読み直して理解するよう努めてほしい。

3. 最後に"確認問題"を通して，各章における基本的な理解ができているか確認すること。できなかった部分は，"キーワードの確認"および本文を再度読み直し，できるようになるまで繰り返し，問題を解いてみよう。

4. 本書では，コンパクトにまとめるために図表の使用を最小限にとどめている。もし，記載された内容に混乱が生じたら，必要に応じて自分で簡単な図表を描いて頭の整理に努めてほしい。

それでは，免疫学の世界に足を踏み入れてみよう

基礎免疫学編

1 免疫システムの基本構造

2 自 然 免 疫

3 リンパ球レセプターの構造と抗原認識

4 リンパ球レセプターの多様性と特性

5 抗原提示とT細胞の活性化

6 リンパ球の発生と分化

7 T細胞を介する免疫系（細胞性免疫）

8 B細胞を介する免疫系（液性免疫）

9 抗体産生の誘導と検出

10 基礎免疫学編の要約

1

免疫システムの基本構造

　私たちの体内に侵入した細菌やウイルスなどの病原体は，精巧な免疫システムによってすみやかに感知され，やがて体内から排除される運命をたどる。その一連の流れを理解するために，まず最初に免疫システムを構築している種々の免疫細胞とリンパ組織について学ぼう。

1・1　免疫系ではたらくおもな細胞

　免疫系ではたらく免疫細胞（白血球）は，骨髄中の**造血幹細胞**由来である。最初に9種類の免疫細胞の役割を理解しよう（図 1.1）。

造血幹細胞：骨髄に存在し，血管系細胞に分化可能な幹細胞。

1・1・1　リンパ球系細胞

a.　B細胞（Bリンパ球）

　骨髄で成熟する。細胞表層にレセプター（受容体）として機能する**抗体**を発現している。そのレセプターで**抗原**を認識し，やがて**形質細胞**に分化し，細胞外に抗体を分泌するようになる。

抗原：免疫システムが感知する病原体やそのほかの異物。

b.　T細胞（Tリンパ球）

　胸腺で成熟する。**ヘルパーT細胞**や**細胞傷害性T細胞（キラーT細胞）**に分類されるが，前者は**マクロファージを活性化**してその殺菌能を高めたり，B細胞から形質細胞への分化を促して**抗体産生に寄与**する。また，後者は**ウイルス感染細胞やがん細胞を破壊**する能力をもつ。

c.　NK（ナチュラルキラー）細胞

　B細胞やT細胞と異なり，抗原特異性をもっていない。したがって，細胞傷害性T細胞のようにレセプターを介した抗原刺激を受けることなく，ウイルス感染細胞やがん細胞を直接攻撃する能力をもつ。

4 1章 免疫システムの基本構造

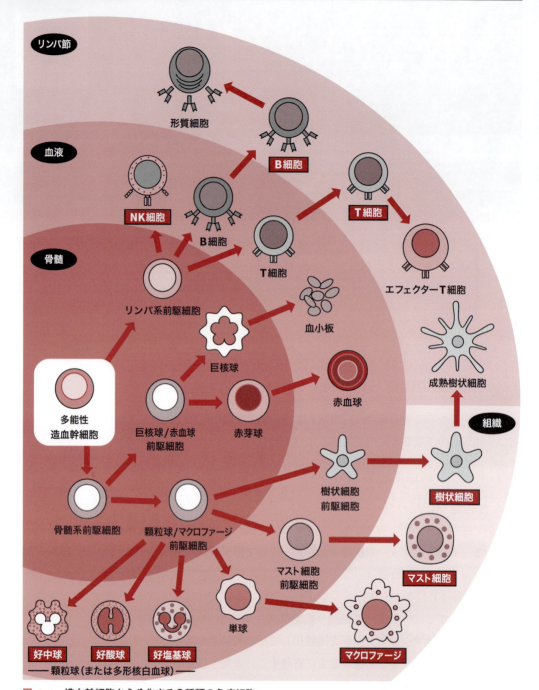

図 1.1 造血幹細胞から分化する9種類の免疫細胞
　9種類の免疫細胞とは，B細胞，T細胞，NK細胞，マクロファージ，樹状細胞，好中球，好酸球，好塩基球，マスト細胞をさす．B細胞の前駆細胞は骨髄で，T細胞の前駆細胞は胸腺で分化・成熟し，それぞれB細胞およびT細胞となり血液中に移行するが，その過程は省略されている．

1·1·2 抗原提示細胞

ヘルパー T 細胞などの CD4 陽性 T 細胞や細胞傷害性 T 細胞などの CD8 陽性 T 細胞に抗原情報を受け渡す細胞を**抗原提示細胞**とよぶ。これには，マクロファージ，樹状細胞，そして上述した B 細胞が含まれるが，ここではマクロファージと樹状細胞について述べる。

a. マクロファージ

血液中では**単球**として存在するが，血管の外に出て組織に定着することで**貪食能**をもつマクロファージに分化する。肺には肺胞マクロファージが存在し，また肝臓の**クッパー細胞**，骨の**破骨細胞**，脳の**ミクログリア**などもマクロファージ系の細胞である。マクロファージは，病原体を貪食して**サイトカイン**という可溶性タンパク質を放出することで炎症を誘発したり，ヘルパー T 細胞に抗原情報を受け渡すことで T 細胞を活性化するという重要な役割も担っている。

b. 樹状細胞

皮膚組織や粘膜組織に存在する突起を伸ばした細胞であり，貪食能を有する。とくに皮膚の表皮部分に存在する樹状細胞は**ランゲルハンス細胞**とよばれる。抗原を取り込んだ樹状細胞は，リンパ管を通ってリンパ節へと移動し，成熟型の樹状細胞へと分化した後，**ナイーブ T 細胞**に抗原情報を受け渡す。

1·1·3 顆 粒 球

a. 好中球

顆粒球の核は丸い形をした単核ではなく，いびつな形をしているため**多形核白血球**ともよばれるが，その大部分を占めているのが好中球である。マクロファージと同様に優れた貪食能を有しているが，その寿命は短い。

b. 好酸球

細胞質内顆粒が酸性色素に染まるため，このようによばれる。顆粒成分を寄生虫に向けて放出することで，その感染防御に役立っている。また，その顆粒成分によって生体組織を傷害し，アレルギー性炎症の憎悪にも関与している。

c. 好塩基球

細胞質内顆粒が塩基性色素に染まるため，このようによばれる。細胞表面のレセプターを介して IgE（免疫グロブリン E）抗体を結合し，アレルギーの原因となる抗原（**アレルゲン**）を捕捉することで顆粒成分のヒスタミンを放出し，アレルギー性炎症を誘発する。

1·1·4 マスト細胞（肥満細胞）

血液中には認められず，皮膚（真皮層），粘膜，血管周囲の結合組織に存在する。好塩基球と同様に細胞表面のレセプターを介して IgE 抗体を結合し，アレル

CD：免疫細胞は細胞表面に発現する分子によって分類される。その分類番号が CD（cluster of differentiation）番号である。

貪食能：体内の不要な異物を取り込み，消化・分解する能力。

ナイーブ T 細胞：抗原と一度も接触していない CD4 陽性 T 細胞または CD8 陽性 T 細胞。

ゲンを捕捉することで顆粒成分のヒスタミンを放出する。これによってアレルギー性炎症を誘発する。

1・2 リンパ組織

リンパ球が生まれ，それらが抗原特異的な免疫応答，すなわち**適応免疫（獲得免疫）**応答を始動する場所を理解しよう。

1・2・1 一次リンパ組織（中枢リンパ性器官）

a. 骨髄

骨の内部に存在する骨髄は，造血幹細胞が産生される場所である（図1.2(a)）。B細胞の前駆細胞は，そのまま骨髄で分化・成熟して**B細胞**となる。B細

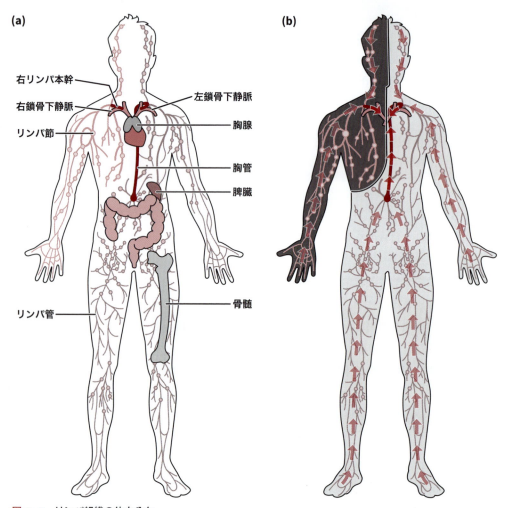

図 1.2　リンパ組織の体内分布
　(a) 体中のリンパ組織とリンパ管の分布　　(b) リンパ液の流れと血液中への合流

胞のBは，本来は鳥類の抗体産生器官であるファブリキウス嚢 bursa of Fabricius の頭文字由来であるが，ここでは骨髄 bone marrow の頭文字由来であると覚えておこう．また骨髄は，T 細胞の前駆細胞が生まれる場所でもあるが，その前駆細胞はその後，胸腺へと移行する．

b. 胸　腺

心臓の近くに存在する双葉様の器官である（図 1.2 (a)）．骨髄で生じた T 細胞の前駆細胞は，胸腺で分化・成熟して **T 細胞**となる．T 細胞の T は，胸腺 thymus の頭文字由来である．胸腺は思春期の頃がもっとも大きく，その後，加齢とともに退化して脂肪組織に変わっていく．

1・2・2　二次リンパ組織（末梢リンパ性器官）

a. リンパ節

全身には，リンパ管がはりめぐらされており，そのリンパ管のところどころにリンパ節が連結している（図 1.2）．リンパ節内部には，髄索（マクロファージと形質細胞），傍皮質（大部分が T 細胞），リンパ濾胞の 3 領域が認められる（図 1.3）．リンパ濾胞はリンパ節内に抗原刺激がない場合，一次リンパ濾胞（大部分が B 細胞）として存在するが，抗原刺激が生じた場合には，B 細胞が分化・増殖して胚中心をつくり，二次リンパ濾胞となる．

b. 脾　臓

血液中に流入した抗原や古い赤血球は，脾臓マクロファージによって捕食・分解されるが，抗原に対しては適応免疫応答が始動する．脾臓内部は，赤血球で満

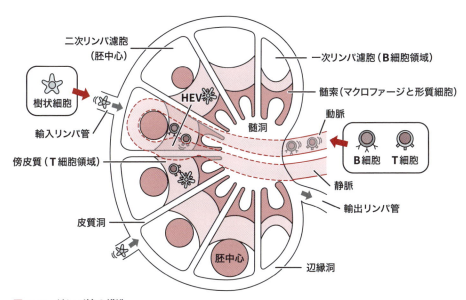

図 1.3　リンパ節の構造
　　T，B 細胞は，血液から高内皮細静脈（HEV）を経てリンパ節傍皮質に入る．抗原を取り込んだ樹状細胞は，輸入リンパ管からリンパ節内に入る．

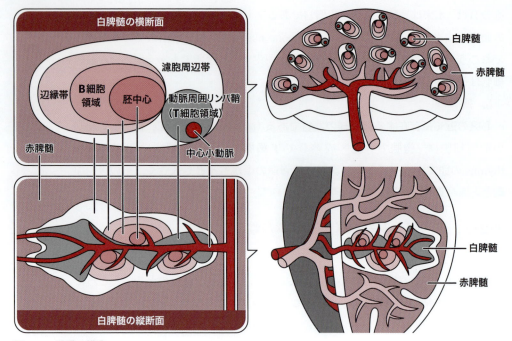

図 1.4 脾臓の構造

たされた赤脾髄とT細胞領域，B細胞領域からなる白脾髄の二つに分けられる（図 1.4）。

c. そのほかの二次リンパ組織

扁桃，虫垂，パイエル板などの腸管関連リンパ組織のほか，鼻腔関連リンパ組織や気道関連リンパ組織が存在する。これらを総称して粘膜関連リンパ組織 mucosa-associated lymphoid tissue（MALT）とよぶが，MALT は粘膜から侵入してきた抗原に対して適応免疫を始動する器官である。

1・3 血液とリンパ液

末梢組織で感染が起きた後，どのように適応免疫応答が始動し，感染を終息へと向かわせるのかをリンパ球の体内循環を中心に理解しよう。

1・3・1 末梢組織からリンパ節へ

組織中に侵入した病原体は，組織に定着している樹状細胞に捕食され，組織液の流れに乗ってリンパ管の入り口（末端）から中に入り，近くのリンパ節へと運ばれる（図 1.5 (a), (b)）。感染巣では，周囲の毛細血管の血管透過性の増大により，血漿が血管外に流出してくる。これにより，組織液の流れは自然にリンパ管の入り口へと向かうことになる。樹状細胞はさらに，**輸入リンパ管**からリンパ節内のT細胞領域に入り，そこで適応免疫応答を始動する（図 (c)）。また，一部の

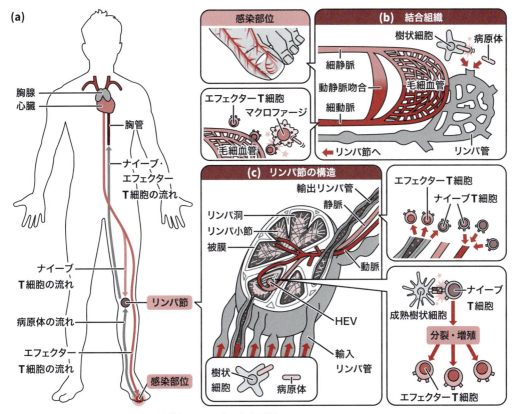

図 1.5　リンパ節への病原体の移送とリンパ球の体内循環
(a) 病原体の移送とT細胞の循環　(b) 感染部位の結合組織における免疫応答　(c) リンパ節の構造とT細胞の活性化・循環

病原体は組織中で捕食されずにそのままリンパ節の中に送り込まれ，B細胞に認識されたり，リンパ節定着性の樹状細胞やマクロファージによって処理される。

1・3・2　リンパ節から感染巣へ

　樹状細胞は病原体を分解し，成熟樹状細胞となり，その抗原情報をナイーブT細胞へと受け渡す（図1.5 (c)）。ナイーブT細胞は活性化し，分裂・増殖する。これがすなわち，適応免疫応答の開始であり，分裂・増殖したT細胞は，**エフェクターT細胞**へと分化する。エフェクターT細胞は，**輸出リンパ管**を通ってリンパ節の外へと出る。リンパ節を離れたエフェクターT細胞は，リンパ液の流れに乗って**胸管**または**右リンパ本幹**へ合流する（図1.2 (a)，図1.5 (a)）。胸管は，下半身および左上半身を通るリンパ管を流れるリンパ液が合流する太いリンパ管である（図1.2 (b)）。また，右リンパ本幹は，右上半身を通るリンパ管を流れるリンパ液が合流する太いリンパ管である。さらに胸管に集合したリンパ液は，左鎖骨下静脈に合流し，ここでエフェクターT細胞は，血流に入ることになる（図1.2）。ちなみに，右リンパ本幹に集合したリンパ液は，右鎖骨下静脈に合流する。血液中に出たエフェクターT細胞は，感染巣付近の毛細血管から血管の外側

エフェクターT細胞：免疫機能を発揮できるよう機能的に成熟したT細胞。

へと移動し，感染巣で病原体とたたかっているマクロファージを活性化することで，感染を終息へと向かわせる（図1.5 (a), (b)）。

1·3·3　リンパ節内へのナイーブT細胞の移動

　リンパ節内の傍皮質に存在するナイーブT細胞は，どこからくるのであろうか。胸腺で分化・成熟したナイーブT細胞は，血液を介してリンパ節の**高内皮細静脈** high endothelial venule（HEV）から血管の外側に移動する（図1.3, 図1.5 (c)）。その HEV が存在する場所こそがT細胞領域，すなわちリンパ節の傍皮質である。ナイーブT細胞がもしそこで樹状細胞から抗原情報を受け取れば，先ほど述べたように適応免疫応答を始動し，エフェクターT細胞に分化する。しかし，抗原認識をしなかった場合には，そのナイーブT細胞はエフェクターT細胞同様，輸出リンパ管を通り，リンパ節を離れ，その後，胸管または右リンパ本幹を通って血液中に出る（図1.5 (a), (c)）。さらにその後，別の二次リンパ組織（リンパ節または脾臓）へと向かい，自分が認識すべき抗原を探しつづけることになる。

キーワードの確認・1

1. 免疫系の白血球が骨髄中の造血幹細胞由来であることを理解しよう（図1.1）。

    (1)　リンパ球（B細胞，T細胞）

    (2)　単　球　→　マクロファージ

    (3)　顆粒球（好中球，好酸球，好塩基球）

    (4)　その他（樹状細胞，マスト細胞，NK（ナチュラルキラー）細胞）

    ＊　そのほか，赤血球，血小板も造血幹細胞由来であることに注意！

    ＊　肝臓には，クッパー細胞，皮膚にはランゲルハンス細胞などの組織特異的な細胞が存在するが，これらも造血幹細胞由来である。

2. リンパ球が生成し，適応免疫を獲得する場所を理解しよう（図1.2）。

一次リンパ組織（中枢リンパ性器官）：骨髄（bone marrow），胸腺（thymus）

二次リンパ組織（末梢リンパ性器官）：リンパ節，脾臓（図1.3，図1.4）

3. リンパ球は，血液とリンパ液の間を循環していることを理解しよう（図1.5）。

末梢で感染が起きたら？　→　樹状細胞が抗原を捕獲　→　輸入リンパ管　→　リンパ節に移動　→　ナイーブ（T）細胞に抗原を提示　→　適応免疫応答の開始　→　エフェクター（T）細胞に変身！　→　感染巣へ出陣！（輸出リンパ管　→　胸管（または右リンパ本幹）　→　左鎖骨下静脈（または右鎖骨下静脈）　→　血液　→　感染巣）

4. ナイーブ（T）細胞はどこからくるのか？（図1.5）

血液中のナイーブ（T）細胞　→　高内皮細静脈（HEV）　→　リンパ節に移動　→　もし，そこで抗原を認識しなかったら？　→　ナイーブ（T）細胞のまま輸出リンパ管へ　→　胸管（または右リンパ本幹）　→　左鎖骨下静脈（または右鎖骨下静脈）　→　血液　→　別のリンパ節または脾臓

確 認 問 題・1

● 骨髄中の造血幹細胞由来白血球（9種類）の特徴を整理しよう。

1. 抗体産生細胞（形質細胞）となるリンパ球はなにか。　a.＿＿＿＿＿＿

2. 抗体産生を助けたり，ウイルス感染細胞を傷害したりする細胞はなにか。

                                        b.＿＿＿＿＿＿

3. 優れた貪食作用をもつ細胞はなにか。　c.＿＿＿＿＿＿，d.＿＿＿＿＿＿

12   1章　免疫システムの基本構造

4. 血液中にみられ，寄生虫感染に対する生体防御に関連する細胞はなにか。

e.

5. 粘膜，皮膚中に存在し，アレルギーに関係している細胞はなにか。

f.

6. 血液中にみられ，アレルギーに関係しているといわれている細胞はなにか。

g.   , h.

7. リンパ節中でリンパ球を活性化する突起をもった細胞はなにか。　i.

8. 非 T 非 B 細胞で，ウイルス感染細胞を傷害するのはなにか。　j.

解答：a. B 細胞，b. T 細胞，c. 好中球，d. マクロファージ，e. 好酸球，f. マスト細胞
　　　g. 好塩基球，h. 好酸球，i. 樹状細胞，j. NK 細胞。

● リンパ組織について整理しよう。

1. B 細胞は (a.　　　　　) で，T 細胞は (b.　　　　　) で最終的な分化を遂げる。これら
の組織を (c.　　　　　　　) という。

2. 組織中の感染巣の抗原は，おもに (d.　　　　　　) に，血液中の抗原は，おもに (e.
　　　　) に集められる。これらの組織を (f.　　　　　　　) という。

3. 末梢で感染が起きた場合，その抗原は樹状細胞によって (g.　　　　　　) に運ばれ，
そこで (h.　　　　　　) T 細胞と出合い，その T 細胞は，(i.　　　　　　　　)
を開始する。

解答：a. 骨髄，b. 胸腺，c. 一次リンパ組織，d. リンパ節，e. 脾臓，f. 二次リンパ組織
　　　g. リンパ節，h. ナイーブ，i. 適応免疫応答。

2

自 然 免 疫

> 自然免疫は，生体に生まれながらにしてそなわっている免疫機構であり，適応免疫応答が始動し，その効果が発揮されるまでの間，生体を感染から守るのに役立っていることを理解しよう（図 2.1）。

2・1　病原体に対するバリヤー

　自然免疫系では，生体の体表面への病原体の吸着が始まると，物理的バリヤーおよび生理的バリヤーによって病原体の侵入・増殖を阻止し，さらにあらかじめ存在する非特異的エフェクター物質により感染源が除去される。

エフェクター物質：ここでは病原体に対して生理作用を発揮できるような物質をさす。

2・1・1　物理的バリヤー

　体表面を被っている皮膚や粘膜などの**上皮細胞**は，病原体に対するバリヤーとしてはたらく。したがって，皮膚や粘膜に損傷を受けた場合，体表面に吸着した病原体の生体内への侵入を許すことになる。

2・1・2　生理的バリヤー

　皮膚や粘膜の体表面には，通常，病原性を示さない常在菌が多数生息している。これらの常在菌は，相互に栄養源を奪い合うことによって，体表面に吸着した特定の病原微生物の増殖を阻害している。

2・1・3　化学的バリヤー（非特異的エフェクター物質）

　皮膚や粘膜からは，さまざまな非特異的エフェクター物質が分泌され，殺菌活性を示している。皮膚の皮脂腺から分泌される**脂肪酸**，胃の中の**胃酸**，そして唾液，鼻汁，涙液などに含まれる**リゾチーム**（細菌のペプチドグリカンを分解）などは殺菌作用を示す。唾液，鼻汁，涙液のほか母乳に多く含まれる**ラクトフェリン**は鉄結合タンパク質であり，病原体から鉄イオンを奪い，その増殖を阻害す

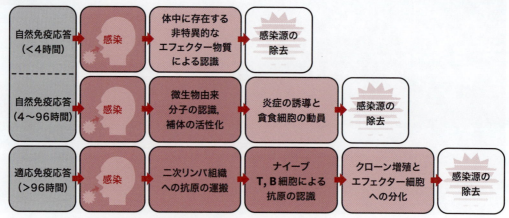

図 2.1 自然免疫の誘導から適応免疫応答の成立まで

パネート細胞：小腸上皮の陰窩底部に存在する細胞で，好酸性の分泌果粒をもつ。

る。また，好中球の顆粒や小腸のパネート細胞に存在する**α-ディフェンシン**，皮膚や呼吸器，泌尿器の上皮組織で検出される**β-ディフェンシン**，好中球および皮膚，胃腸菅，気道の上皮細胞から産生される**カテリシジン**などは**抗菌ペプチド**とよばれ，殺菌作用を有する。

2・2　補体系を介する病原体の排除

補体 complement は血清や組織液中に存在するタンパク質（C1〜C9 の 9 種類）であり，病原体が生体内に侵入することで活性化され，炎症細胞の動員，病原体のオプソニン化，病原体の破壊が誘導されることを理解しよう。

補体の活性化には，以下の三つの経路がある。

2・2・1　古典経路

病原体の表面に補体成分 **C1** や抗体が結合することにより活性化する。抗体の産生は，適応免疫応答が始動した後に誘導される。しかし，ここでは自然免疫応答について述べているので，病原体への C1 の直接結合によって活性化する例をあげる。最初に C1 の C1q 部分が病原体表面に結合する（図 2.2 (a)）。これにより，C1 の C1s（セリンプロテアーゼ）が活性化し，C4 を C4a と C4b に分解する。C4a は活性が弱いものの炎症性ペプチド（**アナフィラトキシン**）としての作用を有し，C4b は病原体表面に結合する。つぎに C2 が病原体表面に結合した C4b に結合すると C2 部分が同じく C1s によって C2a と C2b に分解され，C4bC2a の複合体が形成される（図 (b)）。この複合体は **C3 転換酵素**としてはたらき，C3 を C3a と C3b に分解する（図 (c)）。C3a は，2 番目に生じるアナフィラトキシンであり，その活性は C4a よりも強い。また，**C3b** は病原体表面に結合し，**オプソニン**としてはたらく。C4bC2a は，1 分子あたり 1000 分子の C3 を C3b へ分解す

オプソニン：結合することで食細胞への取り込みを促進する物質。

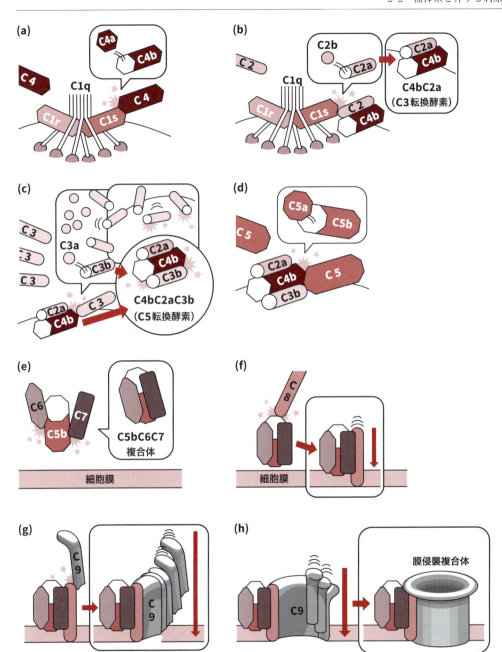

図 2.2 補体の活性化（古典経路）の流れ
(a) 病原体表面への C1 の結合と C1s による C4 の切断，(b) C4b と C2 の結合，それにつづく C1s による C2 の切断と C3 転換酵素の生成，(c) C3 転換酵素による C3a および C3b の生成とそれにつづく C5 転換酵素の生成，(d) C5 転換酵素による C5a および C5b の生成，(e) C5bC6C7 複合体の生成，(f) 複合体への C8 の結合と細胞表面への固定化，(g) 複合体への 10～16 分子の C9 の結合，(h) 膜侵襲複合体の生成。

る。その結果，多数の C3b が病原体表面に結合する。C3b でオプソニン化された病原体は，マクロファージや好中球の補体レセプター（受容体）complement receptor（**CR**)1 によって認識され，細胞内に取り込まれる。また，C3b は C4bC2a（C3 転換酵素）に結合し，C4bC2aC3b の複合体を形成する。この複合体は，**C5 転換酵素**としてはたらき，C5 を **C5a** と C5b に分解する（図 2.2 (d)）。C5a は 3 番目に生じるアナフィラトキシンであり，その活性は C3a よりも強い。C5b は C6 および C7 と結合し（図 (e)），その複合体に C8 がさらに結合すると，細胞膜表面に固定される（図 (f)）。さらにそこへ C9 が 10〜16 分子結合することで（図 (g)），筒状の**膜侵襲複合体** membrane attack complex（MAC）を形成し，病原体の表層に穴をあける（図 (h)）。これが補体活性化における最終産物である。

2・2・2 第二経路（代替経路）

この経路は，古典経路による補体活性化を増幅する経路としてみつかった。すなわち，古典経路で生じた C3b が病原体表面に結合することを引き金としてこの経路が始動する（図 2.3 (a-1)）。最初に病原体表面の C3b に血清中の B 因子が結合する（図 (a-2)）。つぎに，血清中のプロテアーゼ D 因子によって B 因子が切断されると，Ba と C3bBb が生じる（図 (a-3)）。この C3bBb は C3 転換酵素としてはたらき，C3 を C3a と C3b に分解する（図 (c)）。これにより生じた C3a はアナフィラトキシン，C3b はオプソニンとしてはたらく。さらに C3b は，C3bBb に結合し，(C3b)$_2$Bb を形成し（図 (d)），これが C5 転換酵素としてはたらき，C5 を C5a と C5b に分解する（図 (e)）。生じた C5b は，古典経路で述べたように C6 および C7 と結合し，さらにそこへ C8 が結合することで病原体の膜表面に固定される（図 2.2 (e), (f)）。つづいて C9 が順次結合することで膜侵襲複合体を形成する（図 2.2 (g), (h)）。このように，第二経路が始動することで，より多くの C3a, C5a などのアナフィラトキシン，そしてオプソニンとしての C3b, さらには膜侵襲複合体が生じることになる。

また，第二経路は，C3 の自発的な加水分解によっても活性化される。この場合，血清中の C3 は，自然分解により C3 (H$_2$O) になり，そこに B 因子が結合する（図 2.3 (b-1)）。B 因子は D 因子によって Ba と Bb に分解され，C3 (H$_2$O) Bb が生じる。この複合体は，C3 転換酵素としての活性をもっており，血清中の C3 を C3a と C3b に切断する（図 (b-2)）。生じた C3b が病原体表面に結合すると，そこに B 因子が結合し，さらに D 因子によって B 因子が切断されると，前述した C3 転換酵素としての C3bBb が生じる（図 (b-3)）。このとき C3b は，病原体表面に結合しないとすぐに不活化される。また，この C3b は病原体表面だけでなく，宿主細胞にも結合するため，宿主細胞上でも C3bBb が形成される。しかしこの場合，**補体制御タンパク質**の作用によって C3bBb から Bb が解離するため，宿主細胞上ではこれ以降の補体の活性化は起こらない。病原体表面で C3bBb が

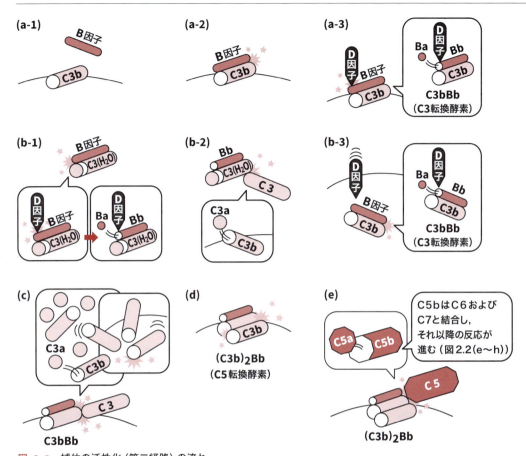

図 2.3 補体の活性化（第二経路）の流れ
(a-1) C3b の病原体表面への結合，(a-2) C3b への B 因子の結合，(a-3) D 因子による B 因子の切断と C3 転換酵素（C3bBb）の生成，(b-1) C3 の自発的加水分解による $C3(H_2O)$ の生成と B 因子の結合，それにつづく D 因子による B 因子の切断と $C3(H_2O)Bb$ の生成，(b-2) $C3(H_2O)Bb$ による血清中の C3 の切断と生じた C3b の病原体表面への結合，(b-3) C3b への B 因子の結合，D 因子による B 因子の切断，それにつづく C3bBb の生成，(c) C3bBb による C3 の切断と C3a, C3b の生成，(d) C5 転換酵素 $[(C3b)_2Bb]$ の生成，(e) $(C3b)_2Bb$ による C5 の切断と C5a, C5b の生成。

形成された場合，P 因子がそこに結合して C3bBb の酵素活性を安定化させる。後につづく反応は，前述したとおりである（図 (c～e) → 図 2.2 (e～h)）。

2・2・3 レクチン経路

この経路は，3 番目に見出された経路で，病原体表面のマンノースに**マンノース結合レクチン** mannose-binding lectin（MBL）が結合することによって活性化される。レクチンとは Ca^{2+} 依存性糖鎖結合タンパク質の総称である。MBL には，MBL 結合セリンプロテアーゼ MBL-associated serine protease（MASP）が結合しており，MBL が病原体表面に結合すると MASP が活性化され，C4 を C4a と C4b に分解する（図 2.4 (a)）。C4b は病原体表面に結合する。つぎに C4b に C2 が結合し，MASP によって C2 が C2a と C2b に分解され，生じた C4bC2a

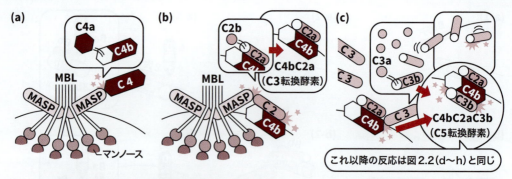

図 2.4　補体の活性化（レクチン経路）の流れ
(a) 病原体表面への MBL の結合と MASP による C4 の切断，(b) C4b と C2 の結合，それにつづく MASP による C2 の切断と C3 転換酵素（C4bC2a）の生成，(c) C4bC2a による C3a および C3b の生成と，それにつづく C5 転換酵素（C4bC2aC3b）の生成．

が C3 転換酵素としてはたらく（図 2.4 (b)）．前述したように C3 転換酵素は，C3 を C3a と C3b へと分解し，生じた C3a はアナフィラトキシン，そして C3b は細菌表面に結合してオプソニンとして作用するほか，C5 転換酵素（C4bC2aC3b）を形成する（図 (c)）．その後の反応は，古典経路と同一である（図 2.2 (d～h)）．また，MBL と類似した構造をもつ**フィコリン**も病原体表面の糖鎖を認識し，MBL 同様，MASP を介してレクチン経路を始動させることが知られている．

2・2・4　補体の生理作用

補体を活性化する三つの経路について述べたが，いずれの経路が始動しても C3 転換酵素が形成され，つづいて C5 転換酵素を生じ，最終産物として膜侵襲複合体が形成される．生理作用を示す補体活性化の産物について整理してみよう．

a. アナフィラトキシン

C4a，C3a，C5a はペプチド性炎症伝達物質で，アナフィラトキシンとよばれる．C4a はその生理活性が非常に弱く，生体内では機能していないと考えられているが，C3a，C5a は平滑筋，血管，マスト細胞，好中球に直接作用し，平滑筋の収縮，血管透過性の亢進，血管内皮の活性化，マスト細胞の脱顆粒（ヒスタミンの放出）の促進，好中球の**遊走**などの生理作用を示す．これによって感染局所に炎症細胞が動員されることになる．また，その活性は，C5a がもっとも強い．

b. オプソニン

C3b は病原体表面に結合することで，マクロファージや好中球に貪食されやすくなる．このようなはたらきをするものを総称して**オプソニン**とよぶ．C3b がオプソニンとして機能するのは，食細胞が C3b を認識するレセプターである CR1 を細胞表層に発現しているからである．適応免疫応答が開始して病原体表層に結合する抗体が産生されると，これもオプソニンとして作用する．それは，食細胞が抗体を認識する Fc レセプターを細胞表層に発現しているからである．したがって，病原体は C3b と抗体の両方でオプソニン化されることで，より効率的に

遊走：移動を意味する免疫学用語．

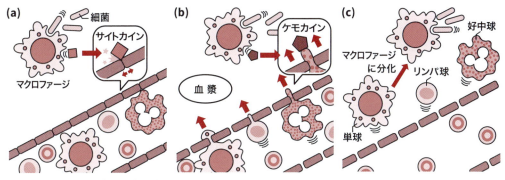

図 2.5 感染による炎症反応の誘発
(a) マクロファージによる細菌の取り込みとサイトカインの産生，(b) サイトカインによる血管透過性の亢進とケモカインによる好中球，単球の遊走，(c) 感染部位への炎症細胞の集積．

食細胞に取り込まれる．

c. 膜侵襲複合体

C9 が 10〜16 分子重合して病原体の細胞膜上に形成される膜侵襲複合体 (MAC) は，標的細胞に筒状の穴をあけることによって，細胞を溶解する．溶解する細胞が細菌の場合は溶菌，赤血球の場合は溶血とよぶ．

2・3 病原体の排除に向けた自然免疫の誘導

さまざまなバリヤーを乗り越えて生体内に侵入した病原体は，古典経路や第二経路によって活性化された補体系の成分によって排除される方向へと進む．また，病原体は，侵入した組織にもともと局在しているマクロファージによって取り込まれる．これによってマクロファージは活性化し，可溶性のタンパク質である種々の**サイトカイン**を放出する（図 2.5 (a)）．サイトカインの作用により周囲の毛細血管が拡張し，さらに血管透過性が高まることにより血漿が組織中へと流入し（図 (b)），病原体をリンパ管の入り口へと送るようにはたらく（図 1.5 (b) 参照）．同時に，同じくマクロファージから放出される**ケモカイン**の作用により，血液中を流れている好中球や単球（後にマクロファージに分化）が血管の外に出て，病原体の近くまで移動し，周囲の病原体を貪食する（図 (c)）．これが自然免疫応答の初期誘導であり，産生されるアナフィラトキシンやサイトカイン，ケモカインによって炎症（発熱，発赤，腫脹，疼痛）とよばれる状態がつくり出される．

サイトカイン：免疫応答を司どる可溶性のタンパク質．

ケモカイン：免疫細胞を遊走させるサイトカイン．

2・3・1 マクロファージによる病原体の取り込み

マクロファージの細胞表面には，さまざまなレセプター（受容体；マンノースレセプター，グルカンレセプター，スカベンジャーレセプター，補体レセプター，Toll 様レセプターなど）があり，そのレセプターを使って病原体に特異的な共通構造 pathogen-associated molecular patterns (PAMPs) を認識して取り込

ザイモサン：チモサンともいう。酵母の細胞壁多糖類であり，その活性成分はβ-1,3-1,6-グルカンである。

フラジェリン：細菌の鞭毛を構成するタンパク質の一種。

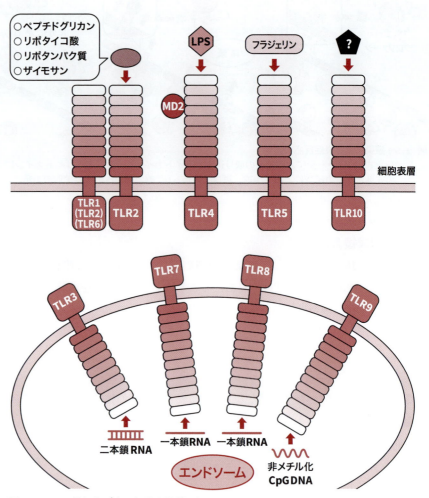

図 2.6　Toll 様レセプターとそのリガンド

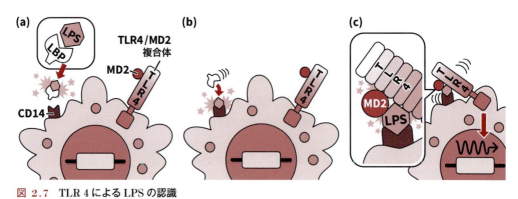

図 2.7　TLR 4 による LPS の認識
　　　（a）LPS 結合タンパク質（LBP）への LPS の結合，（b）CD14 への LPS の結合，（c）TLR 4/MD2 複合体による LPS の認識。

表 2.1　マクロファージから産生される炎症性サイトカイン

サイトカイン	自然免疫の誘導における効果
IL-1	発熱，血管内皮活性化，IL-6 の産生
IL-6	発熱，急性期タンパク質 (CRP，MBL) の誘導
TNF-α	発熱，血管内皮活性化，血管透過性亢進，血管拡張
IL-8	好中球の遊走
IL-12	NK 細胞の活性化

む。なかでも Toll 様レセプター **Toll-like receptor**（**TLR**）は，グラム陽性菌とグラム陰性菌を識別できるレセプターとして興味深い。TLR はヒトでは 10 種類存在し，それぞれ微生物に特異的な分子を認識する（図 2.6）。しかし，TLR 10 のリガンドは不明である。TLR 1，2，4，5，6，10 は細胞表面に発現しているが，TLR 3，7，8，9 は**エンドソーム**の内膜に発現している。TLR 2 はホモ二量体（ホモダイマー）として存在するか，または TLR 1 もしくは TLR 6 とヘテロ二量体（ヘテロダイマー）を形成しており，互いに異なる特異性を有している。そのほかの TLR はホモ二量体として存在している（図中では省略）。これらの TLR の発見により，これまでマクロファージにおけるリポ多糖 lipopolysaccharide (LPS) のレセプターとして考えられてきた CD14 は真のレセプターでないことも明らかになってきた。血漿中や組織液中の LPS は，急性期タンパク質である可溶性の LPS 結合タンパク質 LPS binding protein (LBP) に結合し（図 2.7 (a)），マクロファージ表層の CD14 に LPS を受け渡す（図 (b)）。CD14 と LPS の複合体は TLR 4/MD2 複合体に結合し，これにより転写因子 NF-κB の活性化が起こる（図 (c)）。このとき，TLR 4 に結合している MD2 が LPS の認識に重要な役割を果たしている。このことは，LPS の真のレセプターは TLR 4 であることを示すとともに，TLR 4 は LPS を介してグラム陰性菌を識別できることが明らかとなった。ちなみに，グラム陽性菌を認識するのは TLR 2 のホモ二量体もしくはヘテロ二量体であり，グラム陽性菌の細胞壁成分であるペプチドグリカンやリポタイコ酸を結合する（図 2.6）。

リガンド：特定のレセプターに特異的に結合する物質。

エンドソーム：細胞内に形成された小胞。

2・3・2　マクロファージからのサイトカイン産生

種々のレセプターを用いて病原体を取り込んだマクロファージは活性化され，インターロイキン interleukin (IL)-1，IL-6，腫瘍壊死因子 tumor necrosis factor (TNF)-α，IL-8，IL-12 などのサイトカインを生産する（表 2.1）。これらのサイトカインは炎症性サイトカインともよばれ，炎症を誘発することで感染局所に好中球やマクロファージを集め，病原体を排除する方向にはたらきかける。

2・3・3　好中球の感染局所への遊走

IL-1 や **TNF-α** の作用によって感染局所周囲の毛細血管の内皮が活性化され

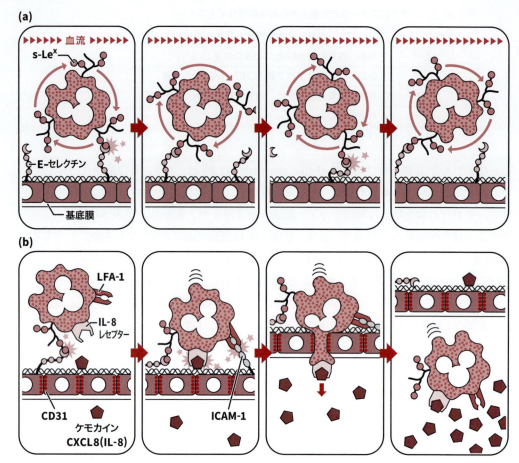

図 2.8 好中球の血管外への移動
(a) E-セレクチンを介した好中球のローリング（回転）
(b) LFA-1 と ICAM-1 の結合を介した好中球のローリングの停止と好中球の感染局所への遊走

接着分子：細胞どうしの結合に関与する分子。

ICAM-1：免疫グロブリンスーパーファミリーに属する接着分子。

ると，数分以内に血管内皮に P-セレクチンが発現する。つづいて E-セレクチンが合成され，血管内皮細胞は 2 時間以内におもに E-セレクチンを発現するようになる。これら両タンパク質はセレクチンファミリーに属する**接着分子**である。血液中を流れる好中球は細胞表面に発現している硫酸化シアリル Lewis^x (s-Le^x) を使ってこれら両タンパク質に結合するが，その結合は弱いため，好中球は血管内皮をローリング（回転）することになる（図 2.8 (a)）。このとき，血管は TNF-α の作用により拡張しているが，これにより血流が遅くなり，さらに血管の中央を流れている好中球は端に寄ることで血管内皮に発現しているセレクチン分子と接触しやすくなる。

つぎに，TNF-α によって活性化された血管内皮に発現する **ICAM-1** が重要な役割を果たす。感染局所では，病原体を取り込んで活性化したマクロファージがケモカイン **CXCL8（IL-8）** を産生している。IL-8 の一部は血管内皮のプロテオグリカンに結合した状態で存在しており（IL-8 は血管内皮細胞からも産生され

る，図 2.8（b）），ローリングしている好中球が細胞表面の IL-8 レセプター（CXCR1, CXCR2）で血管内皮上の IL-8 を認識すると，同じく好中球の細胞表面に発現している **LFA-1** に構造変化が生じ，LFA-1 は ICAM-1 に強く結合できるようになる。これにより好中球のローリングは停止する。

つづいて，好中球は血管内皮細胞の間隙を通り抜け，血管外に移動する。TNF-α の作用により感染局所周囲の血管透過性は高まっているため，この移動は容易になる。また，血管内皮細胞どうしの間隙に発現する CD31 も好中球の血管外への移動に関与している。その後，好中球は IL-8 の濃度勾配に従って遊走する。IL-8 のように免疫細胞に遊走性を与えるサイトカインを**ケモカイン**とよぶ。IL-8 の濃度がもっとも濃い場所は，IL-8 を産生しているマクロファージが存在する周辺であり，この場所こそが感染局所である。いまだに貪食されず生き残っている病原体は，好中球によって貪食，殺菌されることになる。このときにも好中球は種々のレセプターを介して病原体を認識して取り込む。化膿したさいに傷口から出てくる膿の中には，好中球と細菌の残骸が入り混じっているが，これはまさに自然免疫と病原体が戦った名残りである。好中球の集積は，炎症反応が誘導されて 5 ～ 6 時間以内にピークとなるが，その後 CCL2 のような単球に対するケモカインの作用によって感染局所に単球が流入し，マクロファージへと分化する。これによってマクロファージによるさらに強力で効率的な貪食と殺菌がひき起こされることになる。

LFA-1：インテグリンファミリーに属する接着分子。

2・3・4　ケ モ カ イ ン

ケモカイン chemokine とは，ケモタクティック・サイトカイン chemotactic cytokine（**走化性**を与えるサイトカイン）からの造語である。ケモカインには，よく保存された四つのシステイン残基が存在し，N 末端側から 1 番目と 3 番目，2 番目と 4 番目のシステイン残基どうしがジスルフィド結合を形成している。さらにケモカインは，N 末端側二つのシステイン残基（1 番目と 2 番目）の違いにより，CXC，CC，C，CX3C の 4 タイプに分けられる（表2.2）。CXC ケモカインでは，1 番目と 2 番目の二つのシステイン残基の間にほかのアミノ酸残基が 1 つ存在し，CC ケモカインでは 1 番目と 2 番目の二つのシステイン残基が連続している。C ケモカインはほかのタイプと異なり，本来四つあるべきシステイン残基のうち N 末端側から 2 番目と 4 番目にあたる二つのシステイン残基しか有していない。CX3C ケモカインでは，1 番目と 2 番目の二つのシステイン残基の間にほかのアミノ酸残基が三つ存在する。

ケモカインは分子量約 8 ～ 12 kDa 程度のタンパク質であるが，それらはすべて **7 回膜貫通型**の G タンパク質共役型レセプターであるケモカインレセプターを介して作用する。ケモカインは，CXC ケモカインに属する IL-8 が 1987 年に発見されて以来，多数の分子がほぼ同時期に複数のグループから相ついで報告さ

走化性：遊走性と同じ意味をもつ免疫学用語。

表 2.2　おもなケモカインと遊走細胞

タイプ	新体系名称	オリジナル名称	レセプター	遊走細胞
CXC ケモカイン	CXCL1 CXCL2 CXCL3	GROα GROβ GROγ	CXCR2	好中球 ナイーブ T 細胞 線維芽細胞
	CXCL7	NAP-2	CXCR2	好中球
	CXCL8	IL-8	CXCR1 CXCR2	好中球 ナイーブ T 細胞
	CXCL10	IP-10	CXCR3	単球 T 細胞 NK 細胞
CC ケモカイン	CCL2	MCP-1	CCR2	単球 NK 細胞，T 細胞 好塩基球 樹状細胞
	CCL3	MIP-1α	CCR1, 3, 5	単球 NK 細胞，T 細胞 好塩基球 樹状細胞
	CCL4	MIP-1β	CCR1, 3, 5	単球 NK 細胞，T 細胞 樹状細胞
	CCL5	RANTES	CCR1, 3, 5	単球 NK 細胞，T 細胞 好塩基球 好酸球 樹状細胞
	CCL11	エオタキシン	CCR3	単球 T 細胞 好酸球
C ケモカイン	XCL1	リンホタクチン	XCR1	樹状細胞
CX3C ケモカイン	CX3CL1	フラクタルカイン	CX3CR1	単球 T 細胞

れたために，その名称がたいへん混乱した。現在では，各ケモカインのオリジナル名称に代えて，新体系名称が用いられている。

2·3·5　敗　血　症

　炎症性サイトカインである TNF-α は，病原体を感染局所にとどめておくのに重要な役割を果たしているが，その作用が全身に及んだ場合にはショックを誘発する。その例が敗血症性ショックである。先に述べたように，局所感染によって組織で増殖した病原体は，局所リンパ節へと運ばれる。しかし，さまざまな理由から免疫機能が低下している患者では，肺，尿路，胆管，消化管で増殖した細菌または真菌が，血液中に流出してしまうことがある。血液中に菌体が認められる

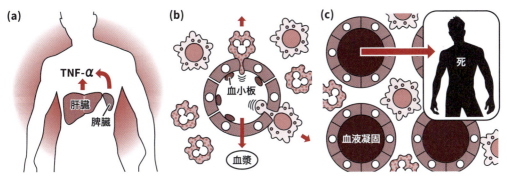

図 2.9　クッパー細胞および脾臓マクロファージの TNF-α 産生と敗血症性ショック
　(a) TNF-α の全身への拡散，(b) 血漿の血管外流出および血管内皮への血小板の接着，白血球の血管外移動，(c) 播種性血管内凝固症候群の誘発。

場合を菌血症とよび，これが敗血症の原因となる。血液中に流出した病原体は肝臓や脾臓などに存在するクッパー細胞やマクロファージに貪食される。これによって両細胞は活性化され，TNF-α を産生し，それが血液を介して全身に広がる (図 2.9 (a))。そのため TNF-α の作用は全身の血管 (とくに小静脈) に及び，血管拡張と血管透過性が亢進することで血圧低下を伴う意識障害を起こしてショック状態となり，血漿成分が血管外に流出することで全身の浮腫と血漿量の低下をひき起こす (図 (b))。これを敗血症性ショックとよぶ。また，血管への白血球と血小板の接着，白血球の血管外移動の増加，好中球の減少とそれにつづく好中球増加なども認められる。さらに TNF-α の作用によって多くの小血管内では血液凝固が誘導され，微小血栓の生成が促進される (図 (c))。これを**播種性血管内凝固症候群** disseminated intravascular coagulation (DIC) とよぶ。このように DIC では全身で起きた血液凝固が凝固因子と血小板を使い果たすことで出血箇所での血液凝固が阻害され，出血症状を伴う多臓器不全がみられる。予後は非常に悪く，死亡率も高い。

2・3・6　急性期タンパク質

炎症性サイトカインである **IL-6** は，肝細胞にはたらいて血清アミロイドタンパク質，C 反応性タンパク質 C-reactive protein (**CRP**)，フィブリノーゲン，マンノース結合レクチン mannose-binding lectin (**MBL**)，サーファクタントタンパク質 A，D surfactant protein A, D (**SP-A, D**) などの急性期タンパク質の産生を誘導する (図 2.10 (a))。このうち，CRP は細菌感染によって誘導される炎症の度合いを示す血液マーカーとして利用されている。また，CRP は細菌表面のホスホリルコリンに結合してオプソニンとして機能したり，さらに細菌表面の CRP に補体成分 C1 が結合することで古典経路を介して補体の活性化もひき起こす (図 (b))。MBL もマンノースを介して細菌に結合し，オプソニンとして作用するほかにレクチン経路を介して補体の活性化をひき起こす (図 (c))。SP-A,

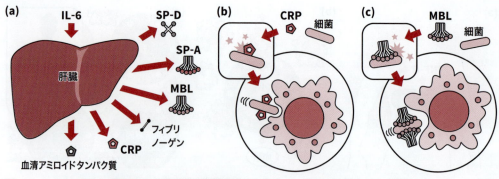

図 2.10 IL-6 産生と急性期タンパク質の産生誘導
(a) IL-6 による急性期タンパク質の生産，(b) CRP による細菌のオプソニン化，(c) MBL による細菌のオプソニン化．

D は肺の肺胞液中にマクロファージとともに存在し，AIDS 患者のニューモシスチス肺炎の原因真菌であるニューモシスチス・イロベチイ（*Pneumocystis jirovecii*）のような呼吸器病原体の貪食作用を増強する．肝細胞からの急性期タンパク質の産生は，IL-1 や TNF-α によっても誘導されるとの報告も認められるが，両サイトカインは IL-6 の産生を誘導することが知られているので，これらの報告は IL-6 の作用による可能性も残されている．

2・3・7 インターフェロン

ウイルス感染時には，感染を受けた宿主細胞より，インターフェロン interferon (IFN)-α, β とよばれるタンパク質が産生される．**IFN-α** および **IFN-β** は I 型インターフェロンに分類され，その強力なインデューサー（誘導物質）として二本鎖 RNA が知られているが，これは TLR 3 のリガンドである．また一本鎖 RNA は TLR 7, 8 のリガンドであり，非メチル化 CpG DNA のリガンドは TLR 9 である．しかも，これらのレセプターはすべて細胞質内のエンドソーム中に発現している（図 2.6）．RNA ウイルスおよび DNA ウイルスは宿主細胞に吸着後，侵入・脱殻し，やがてウイルスタンパク質とウイルス核酸が細胞質内に出現する．その後，ウイルス核酸は何らかの機構で TLR を発現するエンドソーム内に輸送されることとなる（オートファジーによるウイルス核酸の取り囲みと輸送が関与しているとの研究報告がある）．ウイルスの排除に向けた IFN-α および IFN-β のおもな機能としては，(1) ウイルスの複製の阻害，(2) 主要組織適合遺伝子複合体（MHC）クラス I 分子の発現増強，(3) NK 細胞の活性化などがあげられる．

正常細胞とは異なり，ウイルス感染細胞やがん細胞は MHC クラス I 分子（3・4節参照）の発現を消失する傾向をもつが，これらの異常細胞は NK 細胞によって発見され，パーフォリンやグランザイムなどの細胞質内顆粒成分（7・3・1 項参照）の放出によって傷害される．また，マクロファージ由来のサイトカインである IL-12 も，IFN-α および IFN-β に加えて NK 細胞を活性化することでウイルス

NK（ナチュラルキラー）細胞：抑制型レセプターを保有しており，このレセプターによって MHC クラス I 分子を認識することで自らの活性を制御しているが，MHC クラス I 分子を消失した細胞に対しては，このレセプターを介する抑制シグナルが入らないため，NK 細胞は活性化される．

感染をコントロールする。さらに IL-12 は，NK 細胞に対して **IFN-γ** 産生を誘導するが，TNF-α と相乗的にはたらくことでさらに多量の IFN-γ を産生させる。IFN-γ は II 型インターフェロンに分類され，ウイルス感染によって感染細胞から直接誘導されるものではないが，感染の後期になって細胞傷害性 T 細胞が出現するまでの間，感染をコントロールするために重要な役割を果たしている。IFN-γ 自身の抗ウイルス活性は非常に弱いが，IFN-α, β の作用を増強することが知られている。また，IFN-α, β の作用によってウイルス感染細胞の MHC クラス I 分子の発現が増強すれば，ウイルス感染細胞は細胞傷害性 T 細胞による攻撃を受けやすくなり，ウイルス感染を終息へと向かわせることになる。

キーワードの確認・2

1. 自然免疫は，適応免疫応答が起こるまでの間，体を感染から守るのに役立っていることを理解しよう（図 2.1）。
    (1) 体表面の上皮細胞は，病原体に対する物理的バリヤーとしてはたらく。
    (2) 体表面の常在菌は生理的バリヤーとしてはたらき，特定の病原体の増殖を阻害する。
    (3) リゾチーム，ラクトフェリン，抗菌ペプチドは化学的バリヤーとしてはたらき，病原体の増殖を阻害したり，抗菌作用を示す。

2. 補体の活性化により，炎症細胞の動員，病原体のオプソニン化，病原体の破壊が誘導されることを理解しよう。
    (1) 補体活性化には，三つの経路がある。
    ① 古典経路（病原体表面に補体成分 C1 や抗体が結合することにより活性化，図 2.2）
    ② 第二経路（病原体表面に補体成分 C3b が結合することにより活性化，図 2.3 (a)）
    ＊ 第二経路は C3 の自発的な加水分解によっても活性化される（図 2.3 (b)）。
    ③ レクチン経路（病原体表面にマンノース結合レクチン（MBL）やフィコリンが結合することにより活性化，図 2.4）
    ＊ いずれの経路も C3 転換酵素を誘導する。
    (2) 補体活性化における成分として以下を覚えておこう。
    ① C4a，C3a，C5a：ペプチド性炎症伝達物質（アナフィラトキシン）➡ 貪食細胞の動員
    ② C3b：病原体のオプソニン化 ➡ 貪食細胞による病原体の排除
    ③ C5b，C6〜C9：膜侵襲複合体（MAC）➡ 病原体や細胞の融解

3. マクロファージは，種々のレセプターを介して病原体を取り込むと活性化し，種々のサイトカインを産生する（図 2.5～2.7，表 2.1）。

    (1)   IL-1   ：発熱

    (2)   IL-6   ：発熱，急性期タンパク質（CRP, MBL）の誘導

    (3)   TNF-α：発熱，血管内皮活性化，血管透過性亢進，血管拡張

    (4)   IL-8   ：好中球の遊走

    (5)   IL-12 ：NK 細胞の活性化

4. 好中球の血管外への遊走には接着分子が関与する（図 2.8）。

    (1)   血管内皮に発現する P-セレクチンや E-セレクチン（セレクチン）を介したローリング

    (2)   LFA-1（インテグリン）と ICAM-1（免疫グロブリンスーパーファミリー）を介した強い結合

    (3)   血管外への移動 → ケモカイン（表 2.2）による感染局所への移動

5. 敗血症（図 2.9）

    (1)   細菌または真菌による全身感染 → マクロファージからの TNF-α 産生 → 全身へ放出

    (2)   血管拡張，血管透過性の亢進，血漿容量の低下 → 敗血症性ショック

    (3)   小血管での血液凝固の誘導 → 播種性血管内凝固症候群（DIC）→ 組織の壊死と出血

6. IL-6 は，肝細胞にはたらいて急性期タンパク質（CRP, MBL）の産生を誘導する（図 2.10）。

    (1)   CRP（C 反応性タンパク質）

        ホスホリルコリンを介して細菌に結合 → オプソニンとして作用，補体の活性化（古典経路）

    (2)   MBL（マンノース結合レクチン）（図 2.4）

        マンノースを介して細菌に結合 → オプソニンとして作用，補体の活性化（レクチン経路）

7. インターフェロンは，ウイルスの増殖を抑制する。

    (1)   IFN-α：ウイルス感染により誘導 → ウイルス複製の阻害，MHC クラス I 分子の発現増強，NK 細胞の活性化

    (2)   IFN-β：ウイルス感染により誘導 → ウイルス複製の阻害，MHC クラス I 分子の発現増強，NK 細胞の活性化

    (3)   IFN-γ：NK 細胞に IL-12 が作用することで産生誘導（TNF-α の共存

下でさらに増強）→ IFN-α および IFN-β の作用を増強 →
適応免疫が始動して細胞傷害性 T 細胞が出現するまでの間，
感染をコントロール

確認問題・2

● 補体の活性化について整理してみよう。

1. 補体活性化の古典経路では，病原体の表層に（a.　　　）や（b.　　　）が結合することによって補体の活性化が起こる。
2. 補体活性化の第二経路は，病原体表面に補体成分の（c.　　　）が結合することによって活性化される。（ c ）は，補体活性化の古典経路やレクチン経路の活性化によって生じる。
3. 補体活性化のレクチン経路は，病原体表面に（d.　　　　　　）が結合することによって活性化される。
4. いずれの経路も（e.　　　　　　）を誘導する。
5. 補体の活性化における成分のうち，C3a や C5a は（f.　　　　　）として作用し，貪食細胞を局所に動員する。（ f ）としての活性は，（g.　　　　）がもっとも強い。また，C3b は，病原体を（h.　　　　　　）し，貪食細胞による病原体の取り込みを促進する。補体の最終産物は，C5b ～ C9 によって構成される（i.　　　　　）であり，病原体を破壊する作用をもつ。

　　解答：a. C1，b. 抗体，c. C3b，d. マンノース結合レクチン，e. C3 転換酵素，
　　　　　f. アナフィラトキシン，g. C5a，h. オプソニン化，i. 膜侵襲複合体。

● 自然免疫におけるマクロファージ由来のサイトカインの特徴を整理しておこう。

1. 発熱作用をもつサイトカインはなにか。　a.　　　　，b.　　　　，c.　　　　
2. その機構はなにか。
　　脳内の（d.　　　　　）において，（e.　　　　　　　　）の作用を介して（f.　　　　）を誘導する。
3. 血管内皮の活性化や血管透過性の亢進などの作用をもつサイトカインはなにか。
　　　　　　　　　　　　　　　　　　　　　　　　　　g.　　　　　
4. 好中球が血管外へ遊走するためには，まず最初に好中球が血管内皮に発現している（h.　　　　　）に結合する必要がある。
5. 好中球を局所へ遊走させるサイトカインはなにか。　i.　　　　　　　
6. このような走化性能をもつサイトカインを（j.　　　　　）という。
7. IL-6 は（k.　　　）細胞に作用して（l.　　　　　）や（m.　　　　）などの急性期タンパク質の産生を誘導する。これらのタンパク質は細菌表層に結合し，（n.　　　　　　）として作用するほか，（o.　　　　　）も活性化する。

　　解答：a. IL-1，b. IL-6，c. TNF-α，d. 視床下部，e. プロスタグランジン E2，

30　2章　自然免疫

　　　　　　f. 発熱, g. TNF-α, h. 接着分子, i. IL-8, j. ケモカイン, k. 肝, l. CRP,
　　　　　　m. マンノース結合レクチン, n. オプソニン, o. 補体。

● 自然免疫におけるインターフェロンの役割について整理しておこう。

　　インターフェロンの中でも，(a.　　　　　) と (b.　　　　　) はウイルス感染を引き金
として誘導され，(c.　　　　　　　　) を阻害するほか，(d.　　　　　　　　　　　)
の発現増強や (e.　　　　　　) の活性化などの作用を有する。

　　解答：a. IFN-α, b. IFN-β, c. ウイルスの複製, d. MHC クラス I 分子, e. NK 細胞。

3

リンパ球レセプターの構造と抗原認識

感染局所で自然免疫が生体を守っている間, 二次リンパ組織ではただちに適応免疫が始動する. 適応免疫の始動にあたっては, B 細胞および T 細胞が病原体由来の抗原をそれぞれの細胞表層レセプター(受容体)を使って認識する必要がある. それでは, 各レセプターの基本構造と抗原の認識様式を学んでみよう.

3・1　B 細胞レセプター (抗体分子) の基本構造

B 細胞は侵入してきた異物を, 細胞表層に保有する B 細胞レセプターを用いて認識する. B 細胞レセプターは, 膜結合型の**抗体**にほかならないので, まずは抗体の構造について学ぼう.

抗体を形成するタンパク質は, **免疫グロブリン** immunoglobulin (Ig) ともよばれるため, 抗体と免疫グロブリンは同義語である. 抗体は IgM, IgD, IgG, IgA, IgE の五つの**イソタイプ (クラス)** に分けられるが, ここでは IgG を取り上げて抗体の基本構造を説明する.

IgG 抗体は, 2 本の **H 鎖** (heavy chain) と 2 本の **L 鎖** (light chain) が図 3.1 (a) に示す部分(4 カ所)で**ジスルフィド結合**し, その構造を形成している. した

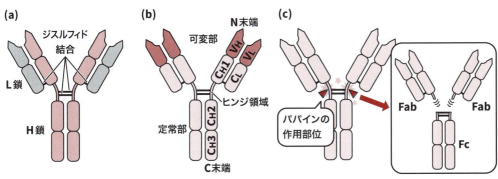

図 3.1　IgG 抗体の基本構造
　　(a) H 鎖と L 鎖　　(b) 可変部と定常部　　(c) Fab フラグメントと Fc フラグメント

がって，1分子のIgGを還元剤で処理すると4カ所のSS結合が切断されて2本のH鎖と2本のL鎖が生じる。L鎖には，κ鎖とλ鎖の2種類が存在し，抗体1分子の2本のL鎖はκ鎖またはλ鎖のいずれか一方である。その比率はヒトで2：1となる。

また，抗体のH鎖およびL鎖の先端部分は**可変部**（variable region）とよばれており，そのほかの部分は**定常部**（constant region）とよばれる（図3.1 (b)）。可変部のアミノ酸配列は，抗体分子ごとに比較すると非常に多様性に富んでいるが，定常部のアミノ酸配列は可変部のそれに比べると多様性が低い。このことは，抗原が結合する部位は可変部に存在するという意味でも重要である。また，C_H1とC_H2の間にあるヒンジ領域（ドメイン構造を取っていない）には可動性がある。

一方，IgG抗体をパパインという消化酵素で処理すると，二つの**Fab**フラグメントと一つの**Fc**フラグメントに分解される（図(c)）。それぞれFab部分とかFc部分というようなよび方もする。もちろん，抗原結合部位は，Fab部分に存在する。

ドメイン：タンパク質の高次構造の中にみられるポリペプチドのかたまり。

3・2　抗体分子による抗原認識

抗体の可変部のアミノ酸配列を抗体分子ごとに比較した場合，H鎖可変部とL鎖可変部の両者に抗体分子ごとにアミノ酸配列が大きく異なる多様性に富んだ領域（**超可変部** hyper variable region：HV）が3カ所（HV1，HV2，HV3）ずつ存在する（図3.2）。残りの部分は，フレームワーク部 framework region（FR）といい，FR1～FR4の4カ所存在する。H鎖可変部とL鎖可変部のそれぞれに3カ所ずつ存在する超可変部は，抗体分子の可変部の先端に位置する**相補性決定領域** complementarity-determining region（**CDR**）とよばれる三つの領域（CDR1，CDR2，CDR3）を形成する。すなわち，H鎖可変部およびL鎖可変部の先端には合計6カ所のCDRが存在することになり，これらが抗原と結合するポケット構造を形成する。抗原としてタンパク質抗原を例にあげると，通常，抗原1分子の

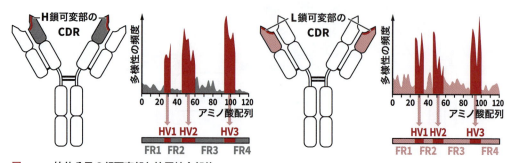

図 3.2　抗体分子の超可変部と抗原結合部位

抗原表層には，抗体が結合する部位が複数存在する．抗体がその CDR によって認識する抗原の特定部位を**抗原決定基（エピトープ）**とよぶ．抗体による抗原認識は非常に特異性が高く，抗体 1 分子が認識するエピトープは 1 種類のみである．

抗体と抗原の結合は，**非共有結合**であり，**静電気力**，**水素結合**，**ファンデルワールス力**，**疎水結合**などによって生じる．したがって，高濃度の塩の存在下，極端な pH のもとでは，抗原抗体反応は阻害される．

3・3　T 細胞レセプターの基本構造

B 細胞がそのレセプターを用いて外来抗原の表層部分を直接認識するのとは異なり，T 細胞はマクロファージ，樹状細胞，B 細胞などの細胞表面上に提示された外来抗原由来のペプチドをそのレセプターを用いて認識する．T 細胞レセプターは α 鎖および β 鎖のヘテロ二量体（ヘテロダイマー）より構成されている．また，γ 鎖と δ 鎖からなる γδ 型のレセプターをもつ T 細胞（T 細胞全体の約 5 %程度）の存在も知られているが，ここでは αβ 型の T 細胞レセプターについて述べる．T 細胞レセプターは抗体分子の Fab フラグメントと類似した構造を有しており，可変部と定常部をもつ（図 3.3）．さらに可変部の先端には抗体分子と同じように CDR が存在し，α 鎖および β 鎖の両 CDR（各鎖に三つずつ存在）が合わさることによって，抗原認識部位を形成している．

3・4　T 細胞レセプターによる抗原認識

T 細胞レセプターは，**主要組織適合遺伝子複合体** major histocompatibility complex（**MHC**）に結合した外来抗原由来のペプチドを MHC との複合体として認識する．生体内には組織発現パターンの異なる二つのクラスの MHC 分子が存在する．

MHC クラス I 分子は，すべての**有核細胞**に発現しており，とくに造血系細胞でよく発現している．MHC クラス I 分子は，2 本のポリペプチドからなってい

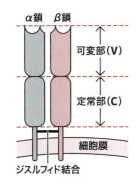

図 3.3　T 細胞レセプターの構造

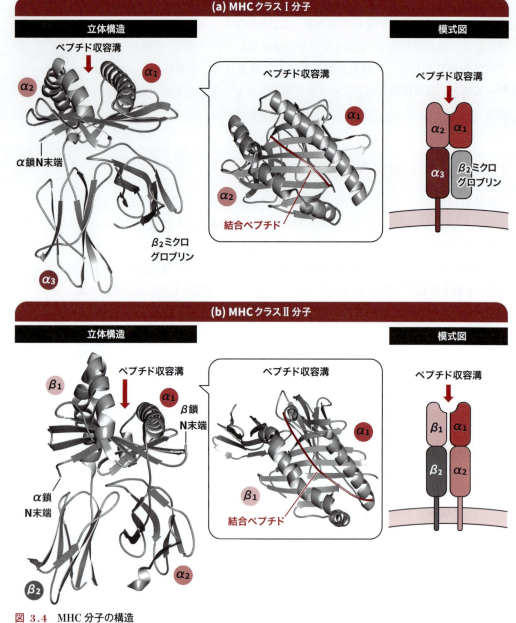

図 3.4 MHC 分子の構造
(a) MHC クラス I 分子の立体構造と模式図　　(b) MHC クラス II 分子の立体構造と模式図
[日本蛋白質構造データバンク (PDBj) より転載, 加筆修正, PDBID: 1HSA, 1MUJ]

るが，そのうち α 鎖は三つのドメインを有しており，α_1 ドメインと α_2 ドメインによって外来抗原由来のペプチド断片が結合するペプチド収容溝を形成している（図 3.4 (a)）。そこに結合するペプチドは，約 8～10 個のアミノ酸からなっている。もう一つのポリペプチドは，β_2 ミクログロブリンを形成し，α 鎖に会合する形で存在している。

一方，**MHC クラス II 分子**は，**マクロファージ**，**樹状細胞**，**B 細胞**のほか，胸

腺内の胸腺上皮細胞によく発現している。また，ヒトの活性化T細胞や脳内のミクログリアでもその発現が認められている。MHCクラスII分子は，2本のポリペプチドα鎖とβ鎖からなっており，それぞれ二つのドメインを有している（図(b)）。ペプチド収容溝は，$α_1$ドメインと$β_1$ドメインから形成され，約13～17個のアミノ酸からなるペプチドがそこに結合する。

　T細胞は，機能の異なる二つの細胞集団に大別される。この二つの細胞集団は，**CD4**と**CD8**とよばれる細胞表層タンパク質の発現によって区別される。CD4は，ヘルパーT細胞 helper T (Th) cellとよばれるマクロファージ，樹状細胞，B細胞を活性化する機能をもつT細胞集団に発現している。CD8は，細胞傷害性T細胞 cytotoxic T (Tc) cellとよばれるウイルス感染細胞やがん細胞を攻撃するT細胞集団に発現している。Th細胞は基本的にMHCクラスII分子とそこに結合している抗原ペプチドの複合体を$αβ$型T細胞レセプター（T-cell receptor: TCR）を用いて認識する（図3.5 (a)）。このとき，Th細胞のマーカーであるCD4は，MHCクラスII分子に結合することで抗原認識感度を増大させている。また，Tc細胞は基本的にMHCクラスI分子とそこに結合している抗原ペプチドの複合体を$αβ$型TCRを用いて認識する（図(b)）。このとき，Tc細胞のマーカーであるCD8は，MHCクラスI分子に結合することで抗原認識感度を増大させている。このようにT細胞レセプターは，MHCに結合しているペプチドだけではなく，MHC分子も同時に識別しており，T細胞の抗原認識には**MHC拘束性**が生じることになる。

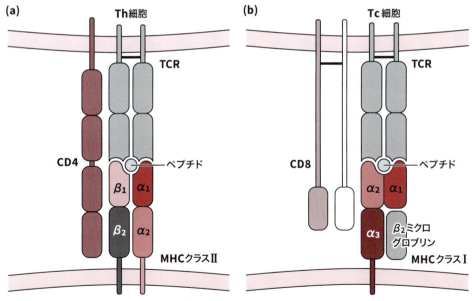

図3.5　Th細胞およびTc細胞による抗原認識
　(a) Th細胞によるMHCクラスII分子/ペプチド複合体の認識とCD4のMHC分子への結合
　(b) Tc細胞によるMHCクラスI分子/ペプチド複合体の認識とCD8のMHC分子への結合

36　3章　リンパ球レセプターの構造と抗原認識

キーワードの確認・3

1. 抗体分子（B細胞レセプターの分泌型）の基本構造を理解しよう（図3.1）。
H鎖，L鎖（κ鎖，λ鎖），ジスルフィド結合
可変部，定常部，Fabフラグメント，Fcフラグメント

2. 抗体の抗原結合部位について理解しよう（図3.2）。
超可変部 → 抗原結合部位を構成 → 相補性決定領域（CDR：CDR1, CDR2, CDR3）
＊ V_HとV_Lの両方のCDRによって抗原（エピトープ）結合部位が構成される。

3. 抗原抗体反応は，非共有結合によって起こることを理解しよう。
静電気力，水素結合，ファンデルワールス力，疎水結合

4. T細胞レセプター（TCR）の構造を理解しよう（図3.3）。
(1) T細胞レセプターは，膜結合型免疫グロブリンのFabフラグメントとよく似ている（可変部と定常部をもつ）。
(2) T細胞レセプターは，α鎖およびβ鎖のヘテロ二量体より構成されている（$\alpha\beta$型T細胞レセプター）。
　＊ $\gamma\delta$型T細胞レセプターも知られている。
(3) T細胞レセプターのCDRは，抗体分子のそれと似た構造をとっている → α鎖とβ鎖にそれぞれ三つのCDRが存在する。
(4) T細胞レセプターは，MHC分子に結合した外来ペプチドをMHCとの複合体として認識する。

5. MHC分子が発現している細胞，MHCクラスI分子とMHCクラスII分子の構造およびペプチド断片が結合する場所を理解しよう（図3.4）。
(1) MHCクラスI分子：すべての有核細胞に発現，α鎖とβ_2ミクログロブリンから構成。
(2) MHCクラスII分子：マクロファージ・樹状細胞・B細胞に発現，α鎖とβ鎖から構成。

6. T細胞表面のCD4およびCD8の役割は？（図3.5）
(1) CD4 → Th細胞のマーカー → MHCクラスII分子に結合
(2) CD8 → Tc細胞のマーカー → MHCクラスI分子に結合
＊ いずれもMHC分子に結合した抗原ペプチドのT細胞による認識感度を増大さ

せる。

確認問題・3

● 抗体分子の特徴を整理しておこう。

1. 抗体分子は，2本の（a.　　　）と2本の（b.　　　）が（c.　　　　　）結合によってつながれた構造をとっている。
2. 抗体の抗原結合部位は，（d.　　　）フラグメントに存在する。
3. 抗体の超可変部は，（e.　　　　　）部位を構成し，抗体の特異性を決定するのでこれらの領域を（f.　　　）とよぶ。
4. 抗原抗体反応は，（g.　　　　）結合によって起こる。

　　解答：a. H鎖，b. L鎖，c. ジスルフィド，d. Fab，e. 抗原結合，f. CDR，g. 非共有。

● T細胞の特徴を整理しておこう。

1. T細胞レセプターは，（a.　　　）分子に結合した外来ペプチドを複合体として認識する。
2. （b.　　　）は，ヘルパーT細胞のマーカーであり，抗原認識にさいして（c.　　　　　）に結合し，抗原認識感度を増大させる。
3. CD8は，（d.　　　　　）のマーカーであり，抗原認識にさいして（e.　　　　　）に結合し，抗原認識感度を増大させる。

　　解答：a. MHC，b. CD4，c. MHCクラスⅡ分子，d. 細胞傷害性T細胞，
　　　　　e. MHCクラスⅠ分子。

4

リンパ球レセプターの多様性と特性

適応免疫の始動にさいして，生体が膨大な種類の抗原に対応するためには，B 細胞および T 細胞はそれに相応する数のレセプター（受容体）を備えなければならない。そのしくみを遺伝子レベルで理解するとともに，B 細胞レセプターとしての抗体分子の特性についても整理しておこう。

4・1　B 細胞レセプター（抗体分子）の多様性の獲得

B 細胞はそのレセプターに多様性をもたせることによって，膨大な種類の抗原に対応できるだけの B 細胞レセプターのレパートリーを抗原と出合う前にすでに整えている。骨髄中の B 細胞前駆細胞は，まだ B 細胞レセプターを発現していないが，やがて免疫グロブリン遺伝子を再編成することによって特定の抗原と結合する抗体分子をレセプターとして有する B 細胞へと分化する。この遺伝子再編成の過程を**体細胞遺伝子組換え**という。

B 細胞レセプターのアミノ酸配列は，H 鎖遺伝子と L 鎖遺伝子（κ 鎖遺伝子と λ 鎖遺伝子の二つが存在する）によってコードされている。H 鎖遺伝子は可変部（V_H）と定常部（C_H）をコードする遺伝子に分かれているが，可変部の遺伝子はさらに V 断片（variable segment）遺伝子，D 断片（diversity segment）遺伝子，J 断片（joining segment）遺伝子の 3 種類から構成されている（図 4.1 (a)）。L 鎖遺伝子も同様に可変部（V_L）と定常部（C_L）をコードする遺伝子に分かれているが，可変部の遺伝子は，V 遺伝子と J 遺伝子の 2 種類から構成されている。H 鎖遺伝子，L 鎖遺伝子ともに V 遺伝子の上流には，翻訳の開始に関与するリーダー配列（L）が認められる。

ヒトの H 鎖可変部（V_H）を構成する遺伝子の数に着目すると，V 遺伝子が約 40 個，D 遺伝子が 23 個，J 遺伝子が 6 個存在することがわかっている（図 (b)）。体細胞遺伝子組換えのさいには，それらの V，D，J 遺伝子の中からランダムに一つずつの遺伝子が選択され，DNA の再編成（VDJ 結合）が生じる。その組み

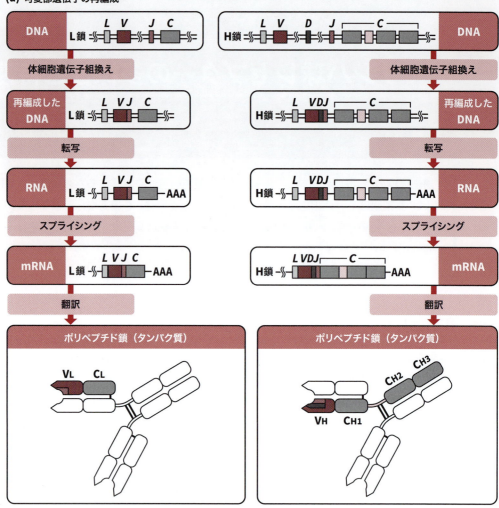
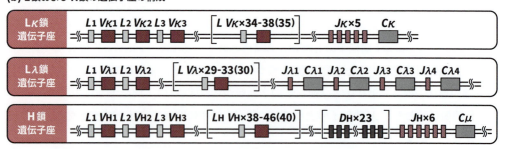

図 4.1 B細胞レセプター（免疫グロブリン）の可変部遺伝子の再編成と遺伝子座の構成
(a) L鎖可変部（V_L）遺伝子およびH鎖可変部（V_H）遺伝子の再編成からタンパク質合成までの流れ
(b) L鎖およびH鎖の遺伝子座における V, (D), J 遺伝子の位置と数

合わせを計算すると，$40 \times 23 \times 6 = 5520$ 通りとなる．つぎに L_κ 鎖可変部（$V_{L\kappa}$）を構成する遺伝子数に着目すると，V 遺伝子が約 35 個と J 遺伝子が 5 個存在するので DNA の再編成（VJ 結合）によって生じる組み合わせは，$35 \times 5 = 175$ 通りとなる．また L_λ 鎖可変部（$V_{L\lambda}$）を構成する遺伝子数に着目すると，V 遺伝子が約 30 個と J 遺伝子が約 4 個存在するので，その VJ 結合の組み合わせは，$30 \times 4 = 120$ 通りとなる．したがって L 鎖可変部では，κ 鎖と λ 鎖を合わせて，$175 + 120 = 295$ 通りの多様性が生み出されることとなる．B 細胞レセプターである抗体分子の抗原結合部位の多様性は H 鎖可変部と L 鎖可変部の組み合わせによって生み出されるので，その数は，5520（H 鎖可変部の多様性）$\times$ 295（L 鎖可変部の多様性）$\fallingdotseq 1.63 \times 10^6$ 通りとなる．これだけの多様性を生み出すのに必要とされる遺伝子数は，わずか約 143 個（V_H を構成する V, D, J 遺伝子の合計数 ＋ $V_{L\kappa}$ および $V_{L\lambda}$ を構成する V, J 遺伝子の合計数）である．

　B 細胞レセプターの多様性は，遺伝子の組み合わせ以外に $V(D)J$ 遺伝子断片の接合部位においてさまざまな数のヌクレオチドが挿入，削除されることによってさらに増す．この接合部の多様性は約 3×10^7 通りにも及び，遺伝子の組み合わせによって得られる約 1.63×10^6 通りの多様性と掛け合わせると，約 4.89×10^{13} 通りもの多様性が生じることになる．この多様性のおかげで B 細胞は，膨大な種類の抗原に対応できるだけの B 細胞レセプターのレパートリーを事前に準備できる．

　B 細胞レセプターの多様性は，B 細胞が骨髄から二次リンパ組織に移行した後でも増大する．二次リンパ組織では，骨髄中で再編成を終えた B 細胞レセプターの可変部遺伝子に点突然変異が導入される．これを**体細胞高頻度突然変異**という．これによって抗体分子の抗原に対する親和性が変わり，抗原に対してより強い結合力をもった B 細胞が選択される．やがてこの B 細胞は形質細胞となり，これまで以上に親和性の高い抗体を分泌することで抗原をより効率的に排除する方向へと動く．

4·2　T 細胞レセプターの多様性の獲得

　T 細胞レセプターの遺伝子は，免疫グロブリン遺伝子と類似しており，B 細胞と同様の機構でレセプター可変部をコードする遺伝子の再編成が生じる．T 細胞レセプターには $\alpha\beta$ 型と $\gamma\delta$ 型の二つが知られているが，ここでは $\alpha\beta$ 型の T 細胞レセプターについて述べる．α 鎖遺伝子は可変部（V_α）と定常部（C_α）をコードする遺伝子に分かれており，可変部の遺伝子はさらに V 遺伝子と J 遺伝子の 2 種類から構成されている（図 4.2 (a)）．一方，β 鎖遺伝子も可変部（V_β）と定常部（C_β）をコードする遺伝子に分かれており，可変部の遺伝子はさらに V 遺伝子，D 遺伝子，J 遺伝子の 3 種類から構成されている．α 鎖遺伝子，β 鎖遺伝子の V 遺伝子

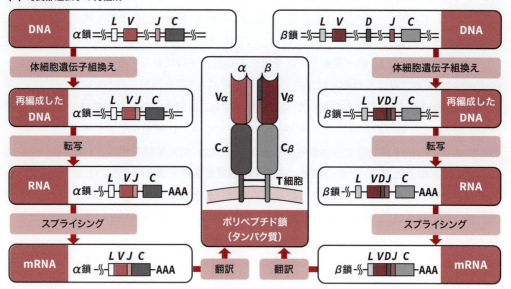

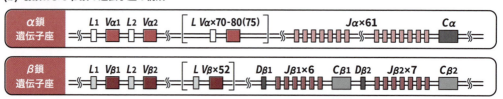

図 4.2 αβ型T細胞レセプターの可変部遺伝子の再編成と遺伝子座の構成
(a) α鎖可変部（$V_α$）遺伝子およびβ鎖可変部（$V_β$）遺伝子の再編成からタンパク質合成までの流れ
(b) α鎖およびβ鎖の遺伝子座における V，(D)，J 遺伝子の位置と数

の上流にもリーダー配列（L）が認められる。

　ヒトのα鎖可変部（$V_α$）を構成する遺伝子数に着目すると，V遺伝子が約75個，J遺伝子が61個存在することがわかっている（図4.2(b)）。**胸腺**で生じる体細胞遺伝子組換えのさいには，それらの V，J 遺伝子の中からランダムに一つずつ遺伝子が選択され，DNAの再編成（VJ結合）が生じる。その組み合わせを計算すると，$75 \times 61 = 4575$ 通りとなる。つぎにβ鎖可変部（$V_β$）を構成する遺伝子数に着目すると，V遺伝子が52個，D遺伝子が2個，J遺伝子が13個存在し，DNAの再編成（VDJ結合）によって生じる組み合わせは，$52 \times 2 \times 13 = 1352$ 通りとなる。αβ型T細胞レセプターの抗原結合部位の多様性は，α鎖可変部とβ鎖可変部の組み合わせによって生み出されるので，その数は $4575 \times 1352 ≒ 6.19 \times 10^6$ 通りとなる。これだけの多様性を生み出すのに必要とされる遺伝子数は，わずか約203個（$V_α$を構成する V，J 遺伝子の合計数＋$V_β$を構成する V，D，J 遺伝子の合計数）である。ここでは詳細を述べていないが，γδ型T細胞レセプターもまたγ鎖可変部（$V_γ$）とδ鎖可変部（$V_δ$）を構成する遺伝子の再編成

によって形成される。

B細胞レセプターの場合と同様に，$\alpha\beta$型T細胞レセプターの多様性もV(D)J遺伝子断片の接合部でのヌクレオチドの挿入と削除によってさらに増す。この接合部の多様性は，約2×10^{11}通りにも及び，遺伝子の組み合わせによって得られる約6.19×10^6通りの多様性と掛け合わせると，約1.24×10^{18}通りもの多様性が生じることになる。この多様性によってT細胞もB細胞同様に膨大な種類の抗原に対応できるだけのT細胞レセプターのレパートリーを事前に準備できる。しかし，B細胞とは異なり，胸腺でレセプター遺伝子の再編成を終えたT細胞は，二次リンパ組織での体細胞高頻度突然変異を生じないため，胸腺を離れた後，抗原刺激に伴ってさらにT細胞レセプターの多様性が増大することはない。

4・3　抗体分子（免疫グロブリン）の構造と種類

ここまでは抗体分子としてのB細胞レセプターの多様性が，L鎖およびH鎖の可変部での遺伝子再編成によってどのように獲得されるのかに焦点を当てて述べてきた。ここでは，抗体分子の定常部と構造の関係について述べる。

4・3・1　免疫グロブリンのイソタイプ

免疫グロブリン immunoglobulin (Ig) には，IgM，IgD，IgG，IgA，IgE の5種類のイソタイプ（クラス）が知られている（図4.3）。各イソタイプは，**H鎖の定常部の構造**によって区別され，そのアミノ酸配列は，それぞれC_μ, C_δ, C_γ, C_α, C_ε とよばれるH鎖定常部の遺伝子によってコードされている。以下に各イソタイプの種類と特徴について述べる。

a. IgM

C_μによってコードされたH鎖（μ鎖）を有する。通常J鎖 joining chain により連結された**五量体**として血清中に存在し（図4.4），血管外組織への拡散はほとんどない。10個の抗原結合部位をもつため，ほかのイソタイプに比べて抗原凝集能

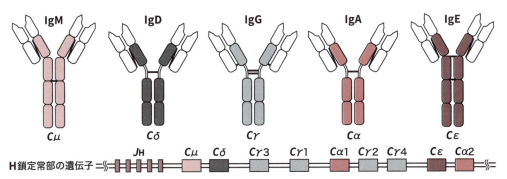

図 4.3　ヒト免疫グロブリンのイソタイプとH鎖定常部の遺伝子

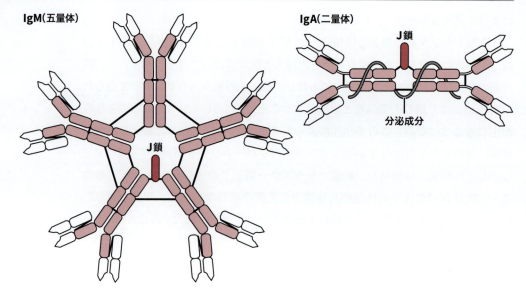

図 4.4　IgM と IgA の多量体形成

が高い。また，**単量体**の IgM はナイーブ B 細胞のレセプターとして機能している。

b. IgD

C_δ によってコードされた H 鎖（δ 鎖）を有する。血清中にはごく微量にしか存在せず，骨髄で分化した B 細胞が二次リンパ組織に移行し，成熟ナイーブ B 細胞となったさいに IgM とともに B 細胞レセプターとして発現することが知られている。しかし，その機能はよくわかっていない。

c. IgG

ヒトでは $C_{\gamma 1}$，$C_{\gamma 2}$，$C_{\gamma 3}$，$C_{\gamma 4}$ によってコードされた H 鎖（γ_1 鎖，γ_2 鎖，γ_3 鎖，γ_4 鎖）を有した 4 種類の IgG が存在する。各 H 鎖を有した IgG は，それぞれ**サブクラス**として IgG 1，IgG 2，IgG 3，IgG 4 を形成する。サブクラスごとに違いはあるが，IgG をトータルで捉え，ほかのイソタイプと比較した場合，以下の特徴があげられる。① 血清中の濃度がもっとも高い。② 胎盤通過能をもつ。③ 血管外組織への拡散能が高い。④ 血清中での半減期が長い。

d. IgE

C_ε によってコードされた H 鎖（ε 鎖）を有する。血清中の濃度は五つのイソタイプの中でもっとも低い。肥満細胞や好塩基球の高親和性 IgE レセプター（FcεR I）に Fc 部分を介して結合しており，即時型アレルギーの発症に関与する。アレルギー疾患を有する患者や寄生虫感染を伴う患者の血清中では IgE 濃度が増加している。

e. IgA

$C_{\alpha 1}$，$C_{\alpha 2}$ によってコードされた H 鎖（α_1 鎖，α_2 鎖）を有した 2 種類の IgA が

存在する。各H鎖を有したIgAは，サブクラスとしてIgA 1，IgA 2を形成する。IgAは血清中では単量体として存在するが，唾液，涙，母乳，気管および腸管分泌液などの分泌液中では，2分子のIgAがJ鎖によって連結され，さらに**分泌成分**を伴った**二量体**として存在している（図4.4）。これにより分泌型のIgAは気道粘膜や消化管粘膜をはじめとする粘膜上皮での感染を防御している。また，分泌成分は，分泌液中に含まれるプロテアーゼに対して抗体の抵抗性を上げている。二量体のIgAは，粘膜上皮細胞の基底膜に発現している**ポリIgレセプター**に結合し，エンドソームに包まれた状態で粘膜上皮細胞の先端部へと運ばれる。そこでポリIgレセプターは切断され，IgAは細胞外へ放出されることになるが，IgAにはポリIgレセプターの断片が残っており，これが分泌成分とよばれる。

4・3・2　膜型免疫グロブリンとしてのB細胞レセプター

骨髄でL鎖およびH鎖の可変部遺伝子の再編成を終えたB細胞前駆細胞の再編成DNAは，転写を受けてRNAを形成する（図4.5）。さらに，RNAスプライシングを受けてmRNAを形成するが，このときH鎖定常部をコードするC_μのC末端側には，エクソンM1およびM2が結合する。これによって生じたIgMは，単量体で細胞膜に固定され，B細胞レセプターとして機能する。この膜型IgMを発現した細胞がナイーブB細胞である。このあとB細胞は二次リンパ組織に移行し，そこで抗原をレセプターによって認識し，細胞内に取り込む。その抗原情報をヘルパーT細胞に受け渡すことで，B細胞はヘルパーT細胞からシグナルを受け取る。これによってB細胞は活性化され，増殖する過程の中で形質細胞へと分化する。このさい，形質細胞内ではRNAスプライシングによりC_μのC末端側にSC配列 secretion-coding sequence が結合することになる。これによって形質細胞内で生じたIgMは細胞膜に固定されず，五量体のIgM分子と

RNAスプライシング：転写によって形成されたRNAからイントロン（介在配列）が切断・除去された後，エクソン（翻訳配列）どうしが結合する過程をいう。

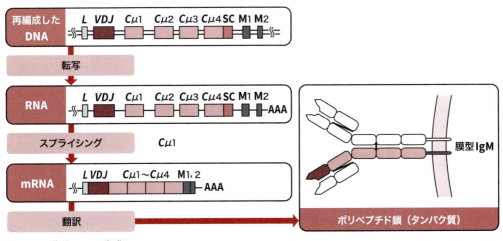

図4.5　膜型IgMの生成

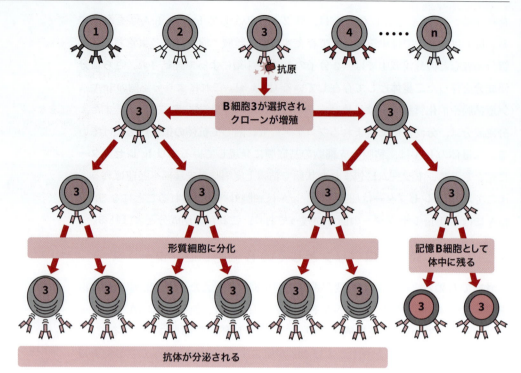

図 4.6 クローン選択

して細胞外に分泌されることになる。ここで重要なのは，膜型 IgM と分泌型 IgM の抗原特異性はまったく同じであるということである。

4・3・3 クローン選択説

　これまで述べてきたように骨髄で分化したナイーブ B 細胞は，その細胞表面に 1 種類の B 細胞レセプターを発現している。このような B 細胞を多数そろえておけば，どのような病原体が体内に侵入しても，いずれかの B 細胞がそのレセプターを使って病原体由来の抗原を認識できるはずである（図 4.6）。必要なときに必要なレセプターを有した B 細胞だけが選択され，その B 細胞が増殖し，形質細胞に分化すれば，病原体を排除するために必要な抗体だけを体内で産生することが可能となる。また，増殖した B 細胞の一部が記憶 B 細胞として体内に残れば，再度の病原体侵入に対してよりすみやかに対処できることとなる。1 個の細胞に由来して増殖した細胞集団をクローンとよぶが，必要な細胞だけが選ばれて増殖することをクローン選択とよぶ。免疫システムがどのようにして多種多様な異物に対応できるのかを説明したこの概念は，**クローン選択説**としてバーネット Burnet によって 1950 年代に提唱された。その後，数々の実験によってクローン選択説の正しさが証明され，現在では免疫学の基本概念となっている。クローン選択説は B 細胞だけではなく，T 細胞の抗原認識においても同様に成り立つ。

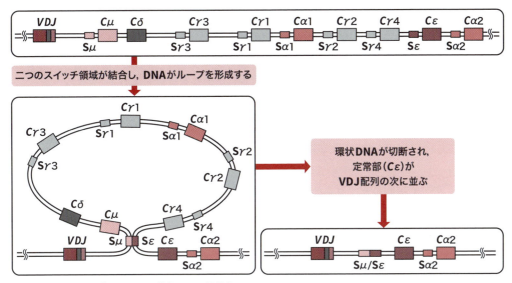

図 4.7 イソタイプスイッチに伴う DNA 組換え

4・3・4 イソタイプスイッチ

　骨髄で分化した B 細胞は，その細胞表面に IgM の単量体をレセプターとして発現している．その後，二次リンパ組織に移行した B 細胞は，IgM に加えて IgD を細胞表面に発現するようになる．これが成熟ナイーブ B 細胞である．成熟ナイーブ B 細胞は，レセプターを介して抗原を認識すると，やがて形質細胞に分化して IgM を産生する．その後，成熟ナイーブ B 細胞は可変部の遺伝子をそのまま保持し，H 鎖定常部の遺伝子をほかのイソタイプの遺伝子へと組み換える．その結果，B 細胞表面には，別のイソタイプの免疫グロブリンがレセプターとして発現することになる．この変化を**イソタイプスイッチ**（または**クラススイッチ**）という．たとえば，IgG へイソタイプスイッチを起こした B 細胞は，その細胞表面に IgG をレセプターとして発現する．その B 細胞が形質細胞に分化したさいには，IgG を分泌するようになる．重要なのは，分泌される抗体の抗原特異性はそのまま保持され，イソタイプだけが変わるということである．

　イソタイプスイッチの機構を B 細胞内の DNA 組換えの点から観察してみよう．図 4.7 は，IgM から IgE へのイソタイプスイッチの例を示しているが，C_μ と C_ε の上流に位置するスイッチ領域 S_μ と S_ε が結合し，ループを形成する．ループ内の DNA がすべて切り離されることによって，H 鎖可変部の遺伝子（*VDJ*）の下流に C_ε が位置することになる．このあと RNA への転写，スプライシングを経て IgE の H 鎖の mRNA が完成する．ちなみに C_δ の上流にはスイッチ領域は存在しない．

キーワードの確認・4

1. 抗体分子の多様性がどのように生じるのかを理解しよう（図 4.1）。
  (1) 骨髄 → 体細胞遺伝子組換え（L 鎖：VJ 結合，H 鎖：VDJ 結合）
  (2) 二次リンパ組織 → 体細胞高頻度突然変異（再編成終了後，可変部遺伝子に点突然変異が導入）→ 親和性の上昇

2. T 細胞レセプターの多様性がどのように生じるのかを理解しよう（図 4.2）。
  (1) T 細胞レセプター遺伝子は，免疫グロブリン遺伝子と似ている。
  (2) T 細胞レセプターの多様性は，B 細胞レセプター同様，遺伝子の再編成（体細胞遺伝子組換え；α 鎖：VJ 結合，β 鎖：VDJ 結合）によりもたらされる → 胸腺で起こる
  * B 細胞のような体細胞高頻度突然変異は起こらない。

3. 免疫グロブリンのイソタイプについて理解しよう。
  5 種類のイソタイプ（IgM, IgD, IgG, IgA, IgE）：H 鎖定常部の構造によって区別される（図 4.3，図 4.4）。
  * 各イソタイプの特性も理解しておこう。

4. B 細胞レセプターは，膜型免疫グロブリン（単量体）であることを再認識しておこう（図 4.5）。
  B 細胞レセプターに抗原が結合 → 細胞内への取込み → Th 細胞に抗原提示 → Th 細胞からのシグナルを受け取る → 細胞増殖 → 抗体を産生する形質細胞へ分化

5. バーネットのクローン選択説を知っておこう（図 4.6）。
  生体への抗原侵入 → B 細胞レパートリー → 抗原に対応するレセプターを発現した B 細胞だけが選択され，増殖 → 形質細胞に分化 → 侵入抗原に対する抗体のみが分泌

6. イソタイプスイッチについて理解しよう。
  骨髄 → B 細胞：IgM を発現 → 二次リンパ組織 → B 細胞：IgM, IgD を発現 → イソタイプスイッチ → B 細胞レセプターとしてほかのイソタイプを発現（図 4.7）

確 認 問 題・4

● どのように抗体分子（B細胞レセプター）の多様性が生じるのかをまとめてみよう。

　抗体分子は，（a.　　　）での（b.　　　　　　　　　）と，二次リンパ組織での
（c.　　　　　　　　　　）によってその多様性を獲得する。

　　解答：a. 骨髄，b. 体細胞遺伝子組換え，c. 体細胞高頻度突然変異。

● どのようにT細胞レセプターの多様性が生じるのかをまとめてみよう。

　T細胞レセプターは，（a.　　　　）での（b.　　　　　　　　　）によってその多
様性を獲得するが，二次リンパ組織においてB細胞のような（c.　　　　　　　　　）
は起こらない。

　　解答：a. 胸腺，b. 体細胞遺伝子組換え，c. 体細胞高頻度突然変異。

● 免疫グロブリンのイソタイプの特性を理解しよう。

1. 血清中で五量体として存在しているものはなにか。　a.＿＿＿＿
2. ナイーブB細胞の表層レセプターとして機能するものはなにか。
　　　　　　　　　　　　　　　　　　　　　　　　　b.＿＿＿＿，c.＿＿＿＿
3. 血清中の濃度がもっとも高いものはなにか。　d.＿＿＿＿
4. 胎盤通過能をもつものはなにか。　e.＿＿＿＿
5. 粘液中，乳汁中で分泌成分を伴った二量体として存在しているものはなにか。
　　　　　　　　　　　　　　　　　　　　　　　　　　　　　　f.＿＿＿＿
6. マスト細胞のFc$_\varepsilon$RⅠに結合するものはなにか。　g.＿＿＿＿
7. IgMとIgGでは，どちらが血管外への拡散能が高いか。　h.＿＿＿＿
8. IgMとIgAは（i.　　　）鎖によって連結されることで多量体を形成している。
9. 血清中での半減期がもっとも長いものはなにか。　j.＿＿＿＿

　　解答：a. IgM，b. IgM，c. IgD，d. IgG，e. IgG，f. IgA，g. IgE，
　　　　　h. IgG，i. J，j. IgG。

5

抗原提示とＴ細胞の活性化

> Ｔ細胞の抗原認識の様式は，免疫グロブリンレセプター（受容体）を用いて抗原の表面エピトープを直接認識するＢ細胞とは根本的に異なる。また，Ｔ細胞はどのようにしてさまざまな病原体や抗原に対して応答しているのだろうか。そのしくみをのぞいてみよう。

5・1　Ｔ細胞レセプターへの抗原提示のしくみ

Ｔ細胞レセプターは，抗原を提示する側の細胞表面に発現した主要組織適合遺伝子複合体（MHC）分子とそこに結合した抗原由来のペプチドを複合体として認識する。3章でも述べたようにMHC分子には，MHCクラスＩ分子とMHCクラスⅡ分子が存在する。細胞傷害性Ｔ（Tc）細胞は，MHCクラスⅠ分子と抗原ペプチドの複合体をそのＴ細胞レセプターを用いて認識するが，ヘルパーＴ（Th）細胞のレセプターは，MHCクラスⅡ分子と抗原ペプチドの複合体を認識する。それでは，抗原由来のペプチドはどのようにMHCクラスＩ分子あるいはMHCクラスⅡ分子へと供給されるのであろうか。その基本原則を理解しよう。

5・1・1　ウイルス感染を受けた細胞（図5.1 (a)）

ウイルスは，宿主細胞に侵入した後，ウイルスタンパク質であるカプシドが壊れて内部のウイルス核酸が放出され（脱殻とよぶ），ウイルスの複製が開始する。このとき，脱殻もしくは翻訳によって生じたウイルスタンパク質は細胞質内に存在することになるが，これらのタンパク質は同じく細胞質内に存在するプロテアソームによって分解され，ペプチドになる。生じたウイルスタンパク質由来のペプチドは，タンパク質輸送体のTAP (transporter associated with antigen processing) によって小胞体内へ輸送され，MHCクラスＩ分子のペプチド収容溝（図3.4参照）に結合する。その後，MHCクラスＩ分子とペプチドの複合体は，宿主細胞の表面に発現し，その複合体をTc細胞が$\alpha\beta$型のＴ細胞レセプター T-cell

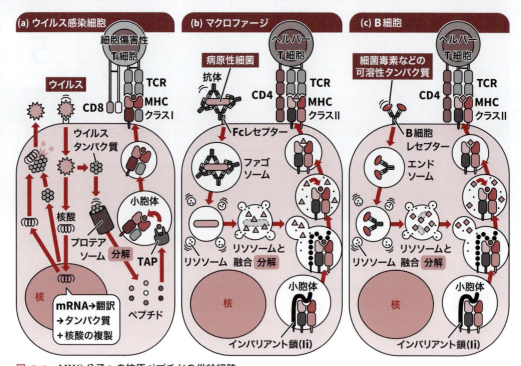

図 5.1 MHC 分子への抗原ペプチドの供給経路
(a) ウイルス感染を受けた細胞　(b) マクロファージに取り込まれた病原性細菌　(c) B 細胞に取り込まれた可溶性タンパク質

receptor（TCR）を用いて認識する。このとき，Tc 細胞に発現している CD8 は，MHC クラス I 分子に結合することで抗原認識の感度を上げていることは，3 章でも述べた。最終的に Tc 細胞は活性化され，ウイルス感染細胞を破壊する。

5・1・2　マクロファージに取り込まれた病原性細菌（図5.1(b)）

　生体内に侵入した病原性細菌は，マクロファージの細胞表面に発現している Toll 様レセプター Toll-like receptor（TLR）や補体レセプターとしての CR1 をはじめとする種々のレセプターを介して細胞内に取り込まれたり，あるいは細菌表面に IgG 抗体が結合した場合には，IgG の Fc 部分を認識する Fc レセプターを介して細胞内に取り込まれることになる。貪食によって細胞内に取り込まれた病原体は，基本的にエンドソームとよばれる小胞（マクロファージの場合はファゴソームとよぶ）の中に閉じ込められ，やがてファゴソームの周囲に**リソソーム**（加水分解酵素を伴う顆粒）が融合し，リソソーム内の加水分解酵素をファゴソーム内に放出する。これによってファゴソーム内の細菌は分解され，ペプチドを生じる。このように抗原がペプチドにまで分解される過程を**プロセッシング**という。細菌由来のペプチドを伴ったファゴソームは，MHC クラス II 分子を含んだ小胞と融合する。このとき MHC クラス II 分子には，インバリアント鎖 invariant chain（Ii）が会合しているが，やがてこれは切断され，MHC クラス II

5·1 T細胞レセプターへの抗原提示のしくみ **53**

分子のペプチド収容溝に細菌由来のペプチドが結合する。その後，MHC クラスⅡ分子とペプチドの複合体は，マクロファージの細胞表面に発現し，その複合体を Th 細胞が $\alpha\beta$ 型の TCR を用いて認識する。このとき，Th 細胞に発現している CD4 は，MHC クラスⅡ分子に結合することで抗原認識の感度を上げていることは，3 章でも述べた。最終的に Th 細胞は活性化され，サイトカインとよばれる可溶性のタンパク質をマクロファージに向けて放出することでマクロファージは活性化され，その殺菌能が増強することになる。

5·1·3 B 細胞に取り込まれた可溶性タンパク質 (図 5.1 (c))

生体内に侵入した病原性細菌は，毒素のような可溶性タンパク質を産生することでその病原性を発揮することがある。宿主がこの病原性に打ち勝つためには毒素に対する抗体を産生しなければならない。4 章でも述べたように B 細胞は，その細胞表面にレセプターとして免疫グロブリンを発現している。生体内で産生された毒素を認識できるレセプターを有する B 細胞が，そのレセプターを介して毒素を結合し，細胞内に取り込む。B 細胞レセプターを介して細胞内に取り込まれた毒素は，基本的にレセプターに結合した状態でエンドソームに封入され，そこへリソソームが融合する。これによってエンドソーム内の毒素は，プロセッシングによりペプチドにまで分解され，前述したマクロファージによる抗原提示のときと同様に，MHC クラスⅡ分子にそのペプチドが結合する。MHC クラスⅡ分子とペプチドの複合体は B 細胞の表面に発現し，その複合体を Th 細胞が $\alpha\beta$ 型 TCR を用いて認識する。このときにも Th 細胞の CD4 は，MHC クラスⅡ分子に結合することになる。その後，Th 細胞は活性化され，特定のサイトカインを産生したり，特定の細胞表層分子の発現を高めることによって B 細胞を活性化する。これによって B 細胞は，形質細胞に分化し，毒素に対する抗体を産生するようになる。

5·1·4 樹状細胞のクロスプレゼンテーション機能 (図 5.2)

ウイルス感染を終息させるためには，ウイルス感染細胞を破壊する Tc 細胞を誘導することが重要となる。このとき，重要な役割を果たしているのが樹状細胞である。樹状細胞は，さまざまなウイルスの感染を受けやすく，これがウイルス抗原特異的な Tc 細胞の誘導に重要であると理解されている。すなわち，Tc 細胞を誘導するためには，ウイルスタンパク質が樹状細胞の細胞質内に存在し，プロテアソームによって分解されることが必須となる。前述したように，これを可能にするのがウイルス感染の場合であり，それによってウイルスタンパク質由来のペプチドが MHC クラスⅠ分子に結合し，ウイルス抗原特異的な Tc 細胞が誘導される結果となる。しかし，すべてのウイルスが樹状細胞に感染するとは考えにくく，細胞質内にウイルスタンパク質を供給する新たなメカニズムが存在しなけ

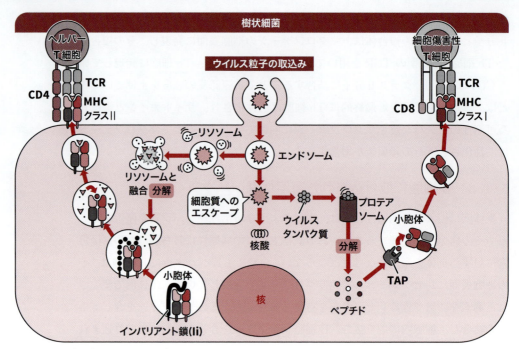

図 5.2　樹状細胞によるクロスプレゼンテーション

ればならない。そこで発見されたのが樹状細胞の**クロスプレゼンテーション機能**である。樹状細胞は，貪食作用によってウイルス粒子やそれを含んだウイルス感染細胞を細胞内に取り込むことができる。このとき，取り込まれたウイルス粒子はエンドソーム内に封入され，そこでプロセッシングを受ければウイルス由来ペプチドはMHCクラスⅡ分子に結合し，Th細胞を誘導することになる。しかし，エンドソーム内のウイルス粒子がエンドソームの外にエスケープすれば，ウイルスタンパク質はプロテアソームによって分解され，ウイルス由来ペプチドはMHCクラスⅠ分子に結合し，Tc細胞を誘導することになる。このように同一抗原由来のペプチドがMHCクラスⅠ分子とMHCクラスⅡ分子の両方に供給されるメカニズムが樹状細胞に備わっており，これを抗原のクロスプレゼンテーションという。この機構によって樹状細胞は，すべてのウイルス抗原に対してTc細胞を誘導できることが説明可能となり，実際のウイルス感染においても重要な役割を果たしているものと考えられている。

5・2　主要組織適合遺伝子複合体（MHC）の多重性および多型性とその意義

ヒトのMHCは，ヒト白血球抗原 human leukocyte antigen（**HLA**）とよばれており，その遺伝子は第6染色体上にある。このMHCは，多重性と多型性をあわせもっているため，さまざまな病原体に対してT細胞が応答できるようになる

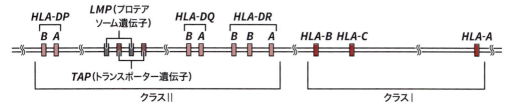

図 5.3 ヒト MHC 領域の遺伝子構成

ことを理解しよう．

5·2·1 MHC の多重性

MHC クラス I 分子をコードする遺伝子には，*HLA-A*，*HLA-B*，*HLA-C* の 3 種類があり，細胞上には合計 3 種類の MHC クラス I 分子が同時に存在することになる（図 5.3）．また，MHC クラス II 分子をコードする遺伝子には，*HLA-DP*，*HLA-DQ*，*HLA-DR* の 3 種類があるが，多くの人びとの *HLA-DR* には β 鎖の遺伝子が二つあるため，*HLA-DR* からは 2 種類の MHC クラス II 分子が生じ，細胞上には合計 4 種類の MHC クラス II 分子が同時に存在することになる．このように同じ MHC をコードする遺伝子が染色体上に複数存在するため，これが MHC に**多重性**を与える．細胞表面に MHC クラス I 分子とクラス II 分子がそれぞれ 1 種類ずつしか発現しない場合よりも，MHC に多重性があったほうが，多様な種類のペプチドを提示することができる．

5·2·2 MHC の多型性

ヒトという種の中で個人間の HLA を比較した場合，HLA には多数の**対立遺伝子**（アレル）が存在する．対立遺伝子とは，同じ遺伝子座（染色体上における遺伝子の位置）を占める複数の変異遺伝子をさすが，たとえば *HLA-A* には 4081，*HLA-B* には 4950，*HLA-C* には 3685 の対立遺伝子が存在し（2017 年 12 月現在），また，*HLA-DP*，*HLA-DQ*，*HLA-DR* の α 鎖および β 鎖遺伝子にも数多くの対立遺伝子が存在している（とくに β 鎖遺伝子で顕著）．これが MHC に**多型性**を与える．MHC が多型性に富んでいるおかげで，ヒトを集団として捉えたときにヒトは多様な種類のペプチドを提示することができる．これはあらゆる病原体からヒトという種を守り抜き，存続させていくうえで重要なしくみである．しかも，これらの対立遺伝子の発現は**共優性**である．共優性とは，両親から受け継いだそれぞれの対立遺伝子どうし（多型性があるため，両者が一致する確率は低い）がどちらも細胞表面に発現することをいう．すなわち，ヒトでは 3 種類 × 2 = 6 種類の MHC クラス I 分子と 4 種類 × 2 = 8 種類の MHC クラス II 分子が細胞表面に発現することになり，提示することのできるペプチドの種類がさらに増すことになる．別の見方をすると，発現しているすべての MHC が各個人間で完全に一致する確率は極めて低いことがわかる．

キーワードの確認・5

1. **病原体由来の抗原が T 細胞に認識される様式を理解しよう。**

   (1) (例：ウイルス感染細胞，図 5.1 (a)) → 細胞質内のウイルスタンパク質 → プロテアソーム → ペプチドに分解 → MHC クラス I 分子と複合体を形成 → 細胞表面へ移動 → Tc 細胞 (細胞傷害性 T 細胞；CD8 陽性) によって認識 → (ウイルス感染巣で) ウイルス感染細胞を破壊

   (2) (例：マクロファージに取り込まれた微生物，図 5.1 (b)) → ファゴソーム → プロセッシング → ペプチドに分解 → MHC クラス II 分子と複合体を形成 → 細胞表面へ移動 → Th 細胞 (ヘルパー T 細胞；CD4 陽性) によって認識 → (感染局所で) サイトカイン放出によりマクロファージを活性化 → 細胞内の微生物を殺傷

   (3) (例：B 細胞に取り込まれた可溶性タンパク質，図 5.1 (c)) → エンドソーム → プロセッシング → ペプチドに分解 → MHC クラス II 分子と複合体を形成 → 細胞表面へ移動 → Th 細胞 (ヘルパー T 細胞；CD4 陽性) によって認識 → (二次リンパ組織で) サイトカイン放出と細胞表層分子発現により B 細胞を活性化 → 形質細胞 → 抗体産生

   (4) (例：樹状細胞に取り込まれたウイルス粒子，図 5.2) → エンドソーム → クロスプレゼンテーション機構 → MHC クラス I 分子または MHC クラス II 分子にウイルスタンパク質由来のペプチドを結合 → (二次リンパ組織で) それぞれ Tc 細胞または Th 細胞を誘導

2. **MHC は多重性と多型性を併せもつことで，さまざまな病原体に対して T 細胞が応答できるようにしていることを理解しよう。**

   (1) MHC の遺伝子は，さまざまなペプチドが結合できるように複数のタンパク質をコードしている → それらが同一細胞上に同時発現する → MHC 分子に多重性を与える → MHC に結合できるペプチドの種類が増える (図 5.3)。

   (2) ヒトという種の中で MHC の遺伝子を眺めたとき，MHC の遺伝子座には，多数の対立遺伝子が存在する → MHC 分子に多型性を与える → MHC に結合できるペプチドの種類が，ヒトという種の中で広がる → しかも，その対立遺伝子の発現は共優性である → 両親から受け継いだ対立遺伝子どうしが一致する確率は低い → MHC に結合できるペプチドの種類が，さらに増える。

確認問題・5   57

確 認 問 題・5

● 病原体がどのように T 細胞に認識されるのかを理解しよう。

1. ウイルス感染細胞のウイルスタンパク質由来のペプチドは，（a.　　　　　　　）
と複合体を形成し，（b.　　　　　　　　　）によって認識される。その結果，（ b ）
は，ウイルス感染細胞を破壊する。

2. マクロファージや B 細胞によって取り込まれた抗原は，エンドソーム内で（c.
　　　　）を受け，ペプチドに分解される。そのペプチド断片が，（d.
　　　）と複合体を形成し，（e.　　　　　　　　　）によって認識される。その結果，（ e ）
　　　）はマクロファージを活性化して細胞内の病原体を殺傷したり，B 細胞を活性化して形
質細胞への分化と抗体産生を誘導する。

　　解答：a. MHC クラス I 分子，b. 細胞傷害性 T 細胞，c. プロセッシング，
　　　　　d. MHC クラス II 分子，e. ヘルパー T 細胞。

● MHC 分子の多重性と多型性について理解しよう。

　MHC の遺伝子はクラス I およびクラス II 分子ともに複数存在し，それらがすべて発現す
るため MHC 分子に（a.　　　　）を与えている。また，ヒトという集団の中でみた場合，
MHC の遺伝子座には多数の（b.　　　　　　　　）が存在するため，MHC 分子は（c.
　　　　）に富んでいる。しかも，それらの発現は（d.　　　　　　　　）であるため，
個人間の MHC 分子のパターンが完全に一致している可能性はきわめて低い。このように
MHC の遺伝子が，（ a ）と（ c ）をあわせもつことにより，ヒトの免疫系はさまざまな
病原体に応答できるようになる。

　　解答：a. 多重性，b. 対立遺伝子，c. 多型性，d. 共優性。

6

リンパ球の発生と分化

B細胞およびT細胞にとって重要なことは，自己ではなく外来抗原に対してのみ適応免疫を始動させることである。それでは，抗原認識のさいになぜそのようなことが可能となるのか。ここでは両細胞の発生と分化について学び，そのしくみを探ってみよう。

6・1 B細胞の発生と分化

骨髄中の造血幹細胞から発生したB細胞の前駆細胞は，骨髄ストローマ細胞と相互に作用することで，免疫グロブリン (Ig) 遺伝子の再編成を起こす（図6.1(a)）。これにより，前駆細胞は，細胞表面にIgMの単量体をレセプター（受容体）として発現し，B細胞へと分化する（図(b)）。もし，骨髄中でこのB細胞が

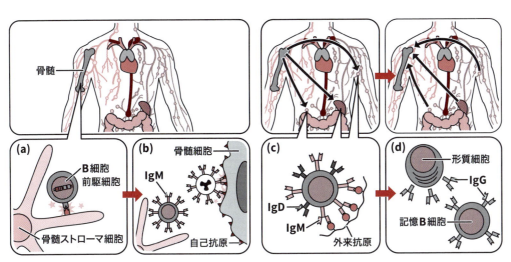

図 6.1　B細胞の分化過程
　(a) 免疫グロブリン遺伝子の再編成　　(b) B細胞への分化と自己寛容の獲得　　(c) 二次リンパ組織におけるB細胞の成熟と外来抗原の認識　　(d) 形質細胞への分化と記憶B細胞の発生

アポトーシス：DNAの断片化を特徴とするプログラム細胞死。

自己寛容：自己を異物として認識しないこと。

自己の抗原を認識してしまった場合，**アポトーシス**が誘導されて除去される。これによってB細胞は，自己寛容を獲得する。生き残ったB細胞は，未熟B細胞として二次リンパ組織に移行し，そこで成熟するとIgMに加えてIgDを細胞表面に発現するようになる（図6.1 (c)）。これが成熟ナイーブB細胞であり，二次リンパ組織において外来抗原の侵入に備える。ナイーブB細胞は外来抗原を認識し，活性化され，増殖する。さらにB細胞はIgGへのイソタイプスイッチ（4・3・4項参照）を起こすとIgG抗体を分泌する形質芽細胞へと分化するが，その大部分は骨髄へと移動して，そこで抗体を産生する形質細胞となる（図 (d)）。また，二次リンパ組織において増殖したB細胞の一部は，記憶B細胞として生き残り，再度の抗原侵入に備えることとなる。

6・2 T細胞の発生と分化

骨髄中の造血幹細胞から発生したT細胞の前駆細胞は，胸腺に移行し，そこで胸腺ストローマ細胞と相互に作用することでT細胞レセプター（TCR）遺伝子の再編成を起こす（図6.2 (a)）。$\alpha\beta$型のTCRを発現した未熟なT細胞は，胸腺内で主要組織適合遺伝子複合体（MHC）を認識することができればそのまま生存するが，認識できなければアポトーシスをひき起こす（正の選択 positive selection）（図 (b)）。つづいて，生き残った未熟なT細胞が胸腺内で自己ペプチドを結合したMHCを認識した場合，その未熟T細胞はアポトーシスをひき起こす。生存するのは，自己ペプチドとMHCの複合体を認識しなかった未熟T細胞のみである（負の選択 negative selection）。これによってT細胞は，自己寛容を獲得する。

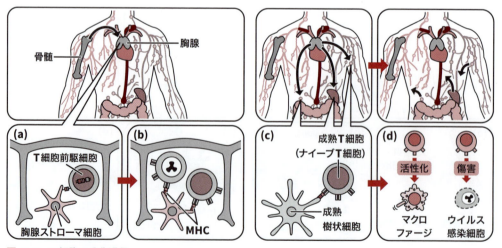

図 6.2 T細胞の分化過程
(a) T細胞レセプター遺伝子の再編成 (b) T細胞への分化と自己寛容の獲得 (c) 二次リンパ組織におけるナイーブT細胞の抗原認識 (d) 感染巣におけるエフェクターT細胞の機能発現

正の選択と負の選択をくぐり抜けて生き残った未熟T細胞は，やがて成熟T細胞となり，胸腺を離れて二次リンパ組織へと移動する（図(c)）。これがナイーブT細胞であり，二次リンパ組織において抗原刺激を受けたナイーブT細胞は活性化，分裂増殖し，エフェクターT細胞となり，感染巣へと向かい感染を終息へと向かわせる（図(d)）。

6･3　胸腺の構造とT細胞の分化段階

　胸腺は心臓の真上にある一次リンパ組織であり，多数の小葉構造から形成されている。各小葉は，**皮質**と**髄質**に分けられ，上皮細胞からなる網状組織が認められる（図6.3）。皮質には皮質上皮細胞，未熟胸腺細胞が存在している。髄質には髄質上皮細胞，成熟した胸腺細胞，樹状細胞が存在している。さらに皮質の中間部から髄質にかけてはアポトーシスを起こした胸腺細胞を処理するマクロファージが散在している。

　骨髄から胸腺に入ってきたT細胞の前駆細胞（皮質・髄質の境界領域に存在する細静脈を介して入ってくる）は，分化を進めながら皮質の被膜下領域に移動する。これらの細胞は，まだCD4もCD8も発現していないことから，**ダブルネガティブ胸腺細胞**とよばれている。この時点では，CD3やTCRなどのT細胞機能に必要な分子の発現も認められない。**CD3**は，γ鎖，δ鎖，ε鎖からなる複合体で

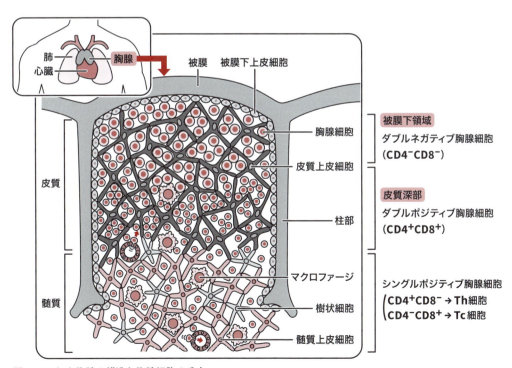

図6.3　ヒト胸腺の構造と胸腺細胞の分布

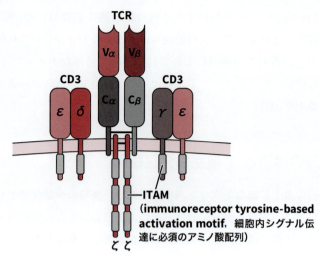

図 6.4 CD3 複合体の局在

あり，TCR に付随するかたちで T 細胞表面に局在しており，TCR による抗原認識のさい，細胞内へのシグナル伝達に重要な役割を果たしている（図6.4）。

やがて，ダブルネガティブ胸腺細胞は，CD3 の発現とともにプレ TCR を発現し，増殖を開始すると，CD4 および CD8 の両方を発現している大型の**ダブルポジティブ胸腺細胞**となる。さらに完全な TCR を発現すると細胞増殖が止まり，小型化したダブルポジティブ胸腺細胞となって皮質の深部へと移動する。また，ダブルネガティブ胸腺細胞からは，$\gamma\delta$ 型のレセプターをもつ T 細胞（成熟しても CD4 もしくは CD8 を発現しない）や iNK（インバリアントナチュラルキラー）T 細胞も分化してくることが知られているが，ここではおもに $\alpha\beta$ 型レセプターをもつ T 細胞の成熟について話を進める。ダブルポジティブ胸腺細胞は，さらに皮質と髄質の境界領域へと移動し，やがて CD4 もしくは CD8 のどちらかの発現を消失し，シングルポジティブ胸腺細胞，すなわち成熟したヘルパー T 細胞（CD4$^+$CD8$^-$）もしくは細胞傷害性 T 細胞（CD4$^-$CD8$^+$）へと分化する。シングルポジティブ胸腺細胞に分化するのは，ダブルポジティブ細胞のわずか 5% 未満である。

6･4　正の選択と負の選択

未熟 T 細胞が正の選択と負の選択をくぐり抜けて成熟 T 細胞となることは，すでに述べた。それではこのとき，細胞表面の CD4 および CD8 発現はどのようになっているのであろうか。

T 細胞による抗原認識は，**MHC 拘束性**をもつ。すなわち TCR は，MHC に結合しているペプチドだけではなく，MHC も同時に認識しているのである。したがって，ペプチドのアミノ酸配列が同じでも，そのペプチドが結合している

---

iNK（インバリアントナチュラルキラー）T 細胞：NK 細胞に発現する NK1.1 を有し，限定的な $\alpha\beta$ 型 T 細胞レセプターによって CD1d に結合した糖脂質を認識する。

MHC の型が異なるだけで，同一の TCR ではもはや抗原認識ができなくなる。このことは，TCR にとって自己の MHC を認識できることが必須条件となることを示している。

　胸腺皮質の深部へと移動した**ダブルポジティブ胸腺細胞（CD4$^+$CD8$^+$）**は，すでに発現している $\alpha\beta$ 型 TCR を用いて**皮質上皮細胞**の表面に発現している **MHC クラス I 分子**または **MHC クラス II 分子**を認識できるか否かが試される（図 6.3）。このとき，MHC 分子には自己ペプチドが結合しているが，ダブルポジティブ胸腺細胞による皮質上皮細胞への結合は，MHC 優位の比較的弱い結合であると考えられている。自己の MHC を認識できないレセプターをもったダブルポジティブ胸腺細胞は，正しいはたらきができないため，アポトーシスによって除去される。結果として，自己の MHC に結合できるダブルポジティブ胸腺細胞のみが生き残る。これが positive selection，すなわち**正の選択**である。

　生き残ったダブルポジティブ胸腺細胞は，さらに皮質と髄質の境界部にまで移動して来る。そこには MHC クラス I 分子および MHC クラス II 分子に自己ペプチドを結合した樹状細胞が存在している。T 細胞が胸腺を離れた後，正しく機能するためには自己を認識せずに，外来抗原のみを認識することが重要となる。そこで正の選択をくぐり抜けたダブルポジティブ胸腺細胞は，樹状細胞に発現する MHC と自己ペプチドの複合体を認識するか否か試される。もし，ここでダブルポジティブ胸腺細胞が強く反応してしまった場合には，自己を認識するものであるため，アポトーシスによって除去される。結果として，自己に反応しなかったダブルポジティブ胸腺細胞のみが生き残るため，これを negative selection，すなわち**負の選択**とよぶ。T 細胞の自己寛容の獲得は，この負の選択によってなされる。

　正の選択と負の選択をくぐり抜けたダブルポジティブ胸腺細胞は，やがて CD4 または CD8 を消失し**シングルポジティブ胸腺細胞**，すなわち成熟した**ヘルパー T（Th）細胞**または**細胞傷害性 T（Tc）細胞**として胸腺を離れることになる。どちらのマーカー分子を消失するのかは，正の選択において認識した MHC の種類によって決まる。MHC クラス I 分子を認識したものは，CD4 の発現を消失し，CD8 陽性細胞である Tc 細胞に分化する。また，MHC クラス II 分子を認識したものは，CD8 の発現を消失し，CD4 陽性細胞である Th 細胞に分化する。

キーワードの確認・6

1. **B細胞分化の過程を理解しよう**（図6.1）。
   (1) 免疫グロブリン（B細胞レセプター）の遺伝子再編成は，骨髄で行われる。
   (2) 自己寛容は，骨髄で獲得する → 二次リンパ組織に移動。

2. **T細胞分化の過程を理解しよう**（図6.2）。
   (1) T細胞レセプター（TCR）の遺伝子再編成は，胸腺で行われる。
   (2) 骨髄 → T細胞前駆細胞 → 胸腺 → 分化（自己寛容の獲得）→ 二次リンパ組織に移動。

3. 胸腺ではなにが起きているのか（図6.3）。
   (1) 胸腺：皮質（未熟な胸腺細胞，まばらなマクロファージ）
      髄質（成熟した胸腺細胞，樹状細胞，マクロファージ）
   (2) 胸腺でのT細胞の分化段階を表面マーカーでみると……（図6.3, 6.4）
      ダブルネガティブ胸腺細胞（$CD3^-$，$CD4^-$，$CD8^-$）→ ダブルポジティブ胸腺細胞（$CD3^+$，$TCR \alpha\beta^+$，$CD4^+$，$CD8^+$）→ 正の選択 → アポトーシス → 負の選択 → アポトーシス → ダブルポジティブ胸腺細胞の約5%未満 → 成熟シングルポジティブ細胞（$CD4^+8^-$，$CD4^-8^+$）
   (3) 正の選択と負の選択とはなにか。
      ① 正の選択（positive selection）［皮質の深部で起こる］
         皮質上皮細胞は，MHCクラスI分子とMHCクラスII分子の両方を発現している → 正の選択に重要。
         MHCクラスI分子を認識したダブルポジティブ胸腺細胞 → 負の選択後，$CD4^-8^+$ となる。
         MHCクラスII分子を認識したダブルポジティブ胸腺細胞 → 負の選択後，$CD4^+8^-$ となる。
         いずれのMHCも認識しなかったダブルポジティブ胸腺細胞 → アポトーシスで死滅。
      ② 負の選択（negative selection）［皮質と髄質の境界領域で起こる］
         自己抗原を提示した樹状細胞により行われる。
         自己抗原を認識しなかったダブルポジティブ胸腺細胞 → 成熟シングルポジティブ胸腺細胞として末梢組織へ移動する。

自己抗原を認識したダブルポジティブ細胞 → アポトーシスで死滅する。

確 認 問 題・6

● B 細胞の分化過程を理解しよう。

　B 細胞の免疫グロブリン遺伝子の再編成は，(a.　　　　　) で行われる。さらに，B 細胞は，そこで自己抗原に対する (b.　　　　　) を獲得した後，(c.　　　　　　　　) に移動し，成熟 B 細胞（ナイーブ B 細胞）となる。もし，B 細胞がそこで抗原に出合った場合には，ヘルパー T 細胞により活性化され，(d.　　　　) へ分化し，(e.　　　　) を産生するようになる。

　　解答：a. 骨髄，b. 自己寛容，c. 二次リンパ組織，d. 形質細胞，e. 抗体。

● T 細胞の分化過程を理解しよう。

　骨髄中の造血幹細胞由来である T 細胞前駆細胞は，(a.　　　) で分化する。(a) 細胞は，最初，ダブルネガティブであるが，やがて (b.　　　　　　　) となり，つづいて (c.　　　　　) と (d.　　　　　) を受ける。
　(b) 胸腺細胞は，(c) のときに皮質上皮細胞の MHC クラス I 分子を認識すると，(d) の後に (e.　　　　) 陽性 T 細胞となるが，(f.　　　　　　　　　) を認識すると，(d) の後に CD4 陽性 T 細胞となる。また，自己抗原を認識する (b) 胸腺細胞は，(d) のときにアポトーシスによって死滅する。その結果，(b) 胸腺細胞の約 5% 未満がシングルポジティブ胸腺細胞として末梢へ移動することになる。

　　解答：a. 胸腺，b. ダブルポジティブ，c. 正の選択，d. 負の選択，e. CD8，
　　　　　f. MHC クラス II 分子。

7

T 細胞を介する免疫系（細胞性免疫）

生まれたばかりの T 細胞は胸腺を離れ，やがて二次リンパ組織で適応免疫を始動する。T 細胞はさらにさまざまな機能をもったエフェクター T 細胞へと分化し，あるものは二次リンパ組織内で，またあるものは二次リンパ組織を離れて感染巣へと出向き，適応免疫応答の効果を発揮する。その一連の流れを追いかけてみよう。

7·1　ナイーブ T 細胞からエフェクター T 細胞まで

　胸腺で成熟したナイーブ T 細胞は，胸腺を離れて脾臓やリンパ節などの二次リンパ組織へと向かう。そこで外来抗原と出合うと適応免疫応答を始動し，エフェクター T 細胞へと分化する。ここではリンパ節を例にあげて，その一連の流れについて述べる。

7·1·1　ナイーブ T 細胞と抗原の遭遇

　ナイーブ T 細胞は，動脈血から高内皮細静脈 high endothelial venule（HEV）を通ってリンパ節の傍皮質に入る（図 7.1 (a)）。そこには，外来抗原由来のペプチドを主要組織適合遺伝子複合体（MHC）に結合した樹状細胞が**抗原提示細胞**として存在する。これらの樹状細胞は，末梢の感染巣において抗原を取り込み，周囲のリンパ管の入り口からリンパ管内に入り，リンパ液の流れに乗って輸入リンパ管からリンパ節へと移動してきたものである。ナイーブ T 細胞は，$\alpha\beta$ 型 T 細胞レセプター（受容体）を用いて樹状細胞が提示するペプチドと MHC の複合体を認識する（図 (b)）。これによって T 細胞は活性化，分裂，増殖し（図 (c)），さらに分化を遂げた後，エフェクター T 細胞としてリンパ節内で機能するか，あるいは輸出リンパ管を通ってリンパ節を離れ，末梢の感染巣へと向かう（図 (d)）。もし，ナイーブ T 細胞が抗原認識できなかった場合には，活性化されずにそのまま輸出リンパ管を通ってリンパ節を離れることになる（図 (b), (c)）。

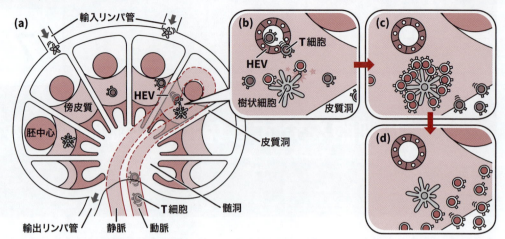

図 7.1 ナイーブT細胞と抗原の遭遇
(a) 動脈血からリンパ節内へのナイーブT細胞の移入と輸入リンパ管からリンパ節内への樹状細胞の移入，(b) 樹状細胞による抗原提示とナイーブT細胞の抗原認識，(c) 活性化されたT細胞の分裂，増殖とエフェクターT細胞への分化，(d) エフェクターT細胞のリンパ節からの遊離．

7·1·2　ナイーブT細胞のリンパ節内への移動

　ナイーブT細胞がリンパ節内に移動したり，そこで活性化されるさいにも**接着分子**が必要となる．ナイーブT細胞は，細胞表面にL-セレクチンやLFA-1 (リンパ球機能関連抗原1, lymphocyte function-associated antigen 1) などの接着分子を発現しており（図7.2 (a)），そのうち**L-セレクチン**を用いてHEVの内膜に発現しているGlyCAM-1やCD34に結合し，ローリングを開始する（図 (b)）．また，HEVの内膜には，ケモカイン**CCL21**〔secondary lymphoid tissue chemokine (SLC)〕が結合しており，ナイーブT細胞はケモカインレセプターCCR7を用いて，そのCCL21を認識する．これによってナイーブT細胞上のLFA-1は，そのコンホメーションを変化させ（図 (c)），HEVの内膜上の接着分子 ICAM-1に結合できるようになり，ローリングはストップする（図 (d)）．ナイーブT細胞はHEVの内皮細胞間隙を通り抜けた後（図 (e)），CCL19, CCL21の濃度勾配に従って遊走し，T細胞領域である傍皮質に存在する樹状細胞の周辺へとたどりつく．ちなみにCCL21はHEVの内皮細胞のほか，傍皮質のストローマ細胞や成熟樹状細胞からも産生される．また，これらのストローマ細胞および成熟樹状細胞は，CCL19も産生し，ナイーブT細胞の遊走に重要な役割を果たしている．ナイーブT細胞上のLFA-1は，抗原認識のさいに抗原提示細胞側に発現するICAM-1分子とも結合する．この結合により，細胞間の接着が強まり，T細胞レセプターを介するシグナル伝達が安定化する．なお，ナイーブT細胞は，エフェクターT細胞に分化するとL-セレクチンの発現を消失する．したがって，リンパ節を出たエフェクターT細胞が再びリンパ節に戻ることはなく，エフェクターT細胞はその役割を果たすために感染巣へと向かうことにな

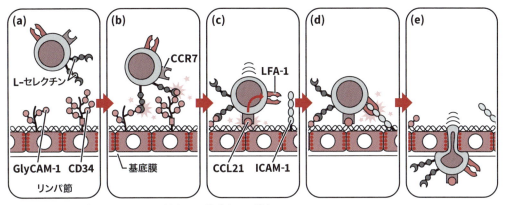

図 7.2 ナイーブ T 細胞のリンパ節内への移動までの流れ
(a) HEV 内膜へのナイーブ T 細胞の結合，(b) ナイーブ T 細胞のローリング，(c) CCR7 による CCL21 の認識と LFA-1 のコンホメーション変化，(d) ナイーブ T 細胞のローリングの停止，(e) ナイーブ T 細胞のリンパ節内への移動。

る（図 1.5 参照）。

7・1・3 種々の抗原提示細胞の性質

樹状細胞，マクロファージ，B 細胞は，外来抗原を T 細胞に提示するおもな細胞であり，これらの細胞を**抗原提示細胞**とよぶ。以下にその特徴をまとめる。

a. 樹状細胞

皮膚，粘膜，二次リンパ組織などに存在する。末梢組織で取り込んだ抗原をリンパ節へと運ぶ。細菌だけではなく，ペプチド，ウイルス粒子，可溶性タンパク質などの小さな抗原も取り込むことができる。また，さまざまなウイルスの感染を受けることができる。リンパ節に移行した後は，MHC クラス I 分子またはクラス II 分子の発現や補助刺激分子の発現がいちだんと高まり，ナイーブ T 細胞への抗原提示に寄与する。

b. マクロファージ

皮膚，粘膜，二次リンパ組織，腹腔内などに認められ，細菌や真菌など比較的大きな粒子抗原を貪食して取り込む。抗原取り込み後は，その場で MHC クラス II 分子の発現を高めて，ヘルパー T（Th）細胞への抗原提示に寄与する。これにより Th 細胞はサイトカインを放出し，それに応答したマクロファージの殺菌，抗原分解能が高まることで抗原排除が促進する。

c. B 細胞

血液中や二次リンパ組織に存在する。免疫グロブリンレセプターを有しているため，可溶性抗原，毒素，ウイルス粒子などの抗原もそのレセプターを使って効率よく取り込むことができる。抗原取り込み後は，MHC クラス II 分子の発現を高め，Th 細胞に抗原を提示する。抗原刺激を受けた Th 細胞は，B 細胞を刺激することで B 細胞を形質細胞へと分化させ，抗体産生に寄与する。

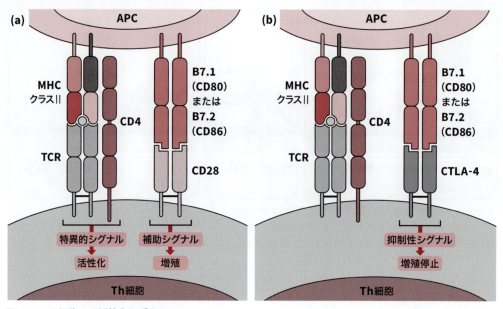

図 7.3 T 細胞への活性化シグナル
(a) TCR を介した T 細胞への特異的シグナルと CD28 を介した補助シグナルの伝達 (b) CTLA-4 を介した T 細胞の活性化の抑制

7·1·4 ナイーブ T 細胞の活性化に必要なシグナル

　ナイーブ T 細胞の活性化には**特異的シグナル**と**補助シグナル**の両方が必要である（図 7.3 (a)）。特異的シグナルは，抗原提示細胞 antigen-presenting cell（APC）上の MHC とペプチドの複合体を認識する T 細胞レセプター（TCR）を介して細胞内に伝達され，T 細胞を活性化する。補助シグナルは，抗原提示細胞上の **B7**（B7.1（CD80）または B7.2（CD86））を介してナイーブ T 細胞上の **CD28** に伝達され，T 細胞の生存，増殖に寄与する。一方，活性化された T 細胞では，CD28 に代わって **CTLA-4** が発現してくる（図 (b)）。この CTLA-4 は，CD28 に比べて約 20 倍高い結合力で B7 と結合し，CD28 を介するシグナル伝達を阻害することで T 細胞の活性化を抑制してその増殖を停止させる（15·1 節参照）。図中では Th 細胞の例を示しているが，細胞傷害性 T 細胞の場合も同様である。

7·1·5 ナイーブ T 細胞の活性化と IL-2 産生

　活性化される前のナイーブ T 細胞は，β 鎖および γ 鎖からなる中親和性インターロイキン interleukin（IL）-2 レセプターをその細胞表面に発現している（図 7.4 (a)）。しかし，T 細胞が活性化されると IL-2 レセプターの α 鎖が新たに合成され，活性化 T 細胞は α 鎖，β 鎖，および γ 鎖からなる**高親和性 IL-2 レセプター**を発現するようになる（図 (b)）。さらに活性化 T 細胞は，IL-2 を分泌するようになり，その IL-2 が T 細胞自身の高親和性 IL-2 レセプターに結合し，細胞内にシグナルを伝達する（図 (c)）。このように，産生されたサイトカインが産生細胞

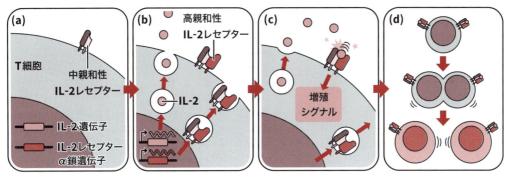

図 7.4 T 細胞の活性化と IL-2 に対する応答
(a) ナイーブ T 細胞における中親和性 IL-2 レセプターの発現，(b) 活性化 T 細胞における IL-2 産生と高親和性 IL-2 レセプターの発現，(c) 高親和性 IL-2 レセプターへの IL-2 の結合，(d) T 細胞の分裂，増殖とエフェクター T 細胞への分化。

自身にはたらくことを**オートクリン作用**という。IL-2 に応答した T 細胞は，分裂，増殖を開始し，エフェクター T 細胞に分化する (図 (d))。

7・2 ヘルパー T (Th) 細胞の分化

T 細胞には大きく分けて二つのグループがある。一つは CD8 陽性の細胞傷害性 T 細胞で，エフェクター T 細胞へと分化した後には文字どおりウイルス感染細胞などに対して細胞傷害活性を示す。もう一つは CD4 陽性の T 細胞であるが，この細胞は異なった機能をもつさまざまなエフェクター T 細胞へと分化する。ここでは，おもな CD4 陽性エフェクター T 細胞として，Th1 細胞 (1 型ヘルパー T 細胞)，Th2 細胞 (2 型ヘルパー T 細胞)，Tfh 細胞 (濾胞性ヘルパー T 細胞)，Th17 細胞 (T ヘルパー 17 細胞)，Treg 細胞 (制御性 T 細胞) について述べる (図 7.5)。

7・2・1 Th1 細胞 (1 型ヘルパー T 細胞)

CD4 陽性 T 細胞は，抗原刺激時に IL-12 の作用を受けるとインターフェロン interferon (IFN)-γ 産生の誘導を介して Th1 細胞へと分化し，転写因子 **T-bet** を発現する。これによって Th1 細胞は，**IL-2** および **IFN-γ** を産生する。IL-2 は，Th1 細胞自身の増殖を促進する。また，IFN-γ はマクロファージを活性化することでその細胞内殺菌能を増強し，病原体を排除する。このように T 細胞が主役を担う免疫を**細胞性免疫**とよぶ。さらに，IFN-γ は **Th2 細胞および Th17 細胞の分化を抑制**することも知られている。

7・2・2 Th2 細胞 (2 型ヘルパー T 細胞)

CD4 陽性 T 細胞は，抗原刺激時に IL-4 の作用を受けると Th2 細胞へと分化

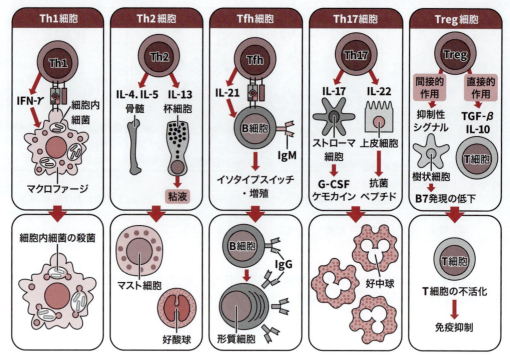

図 7.5 CD4 陽性エフェクター T 細胞とその機能

し，転写因子 GATA-3 を発現する。これによって Th2 細胞は，IL-4，IL-5，IL-13 などを産生する。最近，IL-4 を産生する抗原提示細胞（樹状細胞には IL-4 産生能がない）として好塩基球やマスト（肥満）細胞が注目されており，両細胞が Th2 細胞分化に関与していると考えられている。

　Th2 細胞由来の IL-4 は，Th2 細胞自身の増殖を促進するほか，骨髄中の造血幹細胞にはたらき，マスト細胞の増殖を促す。また，IL-4 は **Th1 細胞および Th17 細胞の分化を抑制**するとされている。IL-5 は造血幹細胞からの好酸球の分化，増殖を誘導する。IL-13 は粘膜上皮における杯細胞からの粘液分泌を促進する。これらの特徴から，Th2 細胞はおもに**アレルギー性炎症の誘導**に重要な役割を果たしていると考えられている。

7・2・3　Tfh 細胞（濾胞性ヘルパー T 細胞）

　CD4 陽性 T 細胞は，抗原刺激時に **IL-6** の作用を受けると濾胞性ヘルパー T 細胞 follicular helper T cell（**Tfh 細胞**）へと分化し，転写因子 **Bcl-6** を発現する。これによって Tfh 細胞は，リンパ濾胞のストローマ細胞が産生するケモカイン CXCL13 に対するレセプター CXCR5 を発現し，リンパ濾胞に移動した後，**IL-21** のほか，IL-4，IFN-γ，トランスフォーミング増殖因子 transforming growth factor（TGF）-β を産生する。マウスの場合，IL-21 は B 細胞に対して IgG 1，IgG 3 または IgA への**イソタイプスイッチ**と増殖を誘導し，形質細胞へと

導く。また，IL-4 は IgG 1 と IgE へのイソタイプスイッチを，IFN-γ は IgG 2a，IgG 3 へのイソタイプスイッチを，TGF-β は IgG 2b，IgA へのイソタイプスイッチを誘導することが知られている。さらに Tfh 細胞は，**抗体の親和性の増大**においても重要な役割を果たしている。したがって Tfh 細胞は，抗体が主役を担う免疫，すなわち**液性免疫応答**の誘導に必須の細胞であると理解されている。

　これまで，Th2 細胞は IL-4，IL-5，IL-6 の産生を介して B 細胞を形質細胞へと分化させ，液性免疫の誘導に重要な役割を果たしていると考えられてきたが，最新の研究成果はその定説を必ずしも支持していない。また，IgE へのイソタイプスイッチの誘導に関しては，Th2 細胞由来の IL-4 ではなく，Tfh 細胞由来の IL-4 の重要性が指摘されている。しかし，Th2 細胞数の増大をきたしたアレルギー患者では，Th2 細胞がリンパ濾胞に移行し，その IL-4 が IgE へのイソタイプスイッチをさらに促進していると考えられている。したがって本書では，Th2 細胞はおもにアレルギー性炎症の誘導に，Tfh 細胞は液性免疫応答の誘導に重要であるとの視点から執筆している。

7・2・4　Th17 細胞（T ヘルパー 17 細胞）

　CD4 陽性 T 細胞は，抗原刺激時に **TGF-β** および **IL-6** の作用を受けると **Th17 細胞**へと分化し，転写因子 **RORγt** を発現する。これによって Th17 細胞は，**IL-17A，IL-17F，IL-22** を産生する。IL-17A，F は上皮細胞や線維芽細胞に作用し，IL-1，IL-6，腫瘍壊死因子（TNF）-α などの炎症性サイトカインの産生を誘導するほか，CXCL-1, 2, 8 や顆粒球コロニー刺激因子（G-CSF）の産生誘導を介しておもに好中球の遊走，増殖にかかわっている。また，IL-22 は上皮細胞に作用し，抗菌ペプチドの産生を促す。さらに，RORγt の発現は IL-23 によって強まることが知られている。Th17 細胞は，**好中球性の炎症性疾患**や**自己免疫疾患の誘導**に重要な役割を果たしている。

　近年，**自然リンパ球 innate lymphoid cells（ILC）** とよばれる抗原を認識するレセプターをもたない細胞が注目されている。ILC はほかの細胞から放出されるサイトカインの刺激によって活性化される。また，ILC はサイトカイン産性能によって三つのグループに分類されている。一つ目が Th1 サイトカインである IFN-γ を産生するグループ 1 ILC（**ILC1**），二つ目が Th2 サイトカインである IL-5，IL-13 を産生するグループ 2 ILC（**ILC2**），三つ目が Th17 サイトカインである IL-17，IL-22 を産生するグループ 3 ILC（**ILC3**）である。これらの細胞は，自然免疫応答を介して免疫系の恒常性の維持や炎症反応の誘導に重要な役割を果たしており，アレルギー疾患や自己免疫疾患の発症にもかかわっていると考えられている。上述した適応免疫応答で機能する Th1 細胞，Th2 細胞，Th17 細胞と合わせて記憶しておきたい。

7・2・5　Treg 細胞 (制御性 T 細胞)

　CD4 陽性 T 細胞は, 抗原刺激時に **TGF-β** の作用を受けると, 誘導性の制御性 T 細胞である **iTreg 細胞** inducible regulatory T cell へと分化し, 転写因子 **Foxp3** を発現する。これによって iTreg 細胞は, **TGF-β**, **IL-10** を産生する。また, Treg 細胞にはナイーブ CD4 陽性 T 細胞を経由せず, 胸腺で分化した内在性の Treg 細胞 (naturally occurring regulatory T cell : nTreg 細胞) が存在し, 同様のサイトカインを産生することで iTreg 細胞と協調的に機能していると考えられている。Treg 細胞は, IL-10 を介して Th1 細胞の機能を阻害するほか, TGF-β を介して Th1 細胞, Th2 細胞, Tfh 細胞, 細胞傷害性 T (Tc) 細胞の分化, 増殖, 活性化を抑制する (直接的作用)。また, Treg 細胞には CTLA-4 が恒常的に高発現しており, これが樹状細胞上の B7 に結合し, 樹状細胞に抑制性シグナルを入れる。これにより樹状細胞上の B7 発現は低下し, T 細胞の活性化が阻害される (間接的作用)。さらに, Treg 細胞には高親和性 IL-2 レセプターの α 鎖である CD25 も高発現しているため, IL-2 に対して高親和性である。これによって周囲の環境から IL-2 を奪い, ほかの T 細胞の増殖を阻害していると考えられている (間接的作用)。このように Treg 細胞は, 種々の免疫応答を制御することで免疫の恒常性を維持している。

7・3　細胞性免疫応答のしくみ

　エフェクター T 細胞のうち, 細胞性免疫応答で重要な役割を果たす Tc 細胞と Th1 細胞について, その免疫機能をもう少し詳細に理解しよう。

7・3・1　Tc 細胞によるウイルス感染細胞の破壊

　Tc 細胞は, 標的細胞をみつけるためにウイルス感染の有無にかかわらず, Tc 細胞上の LFA-1 を介して相手側の細胞上に発現している接着分子 ICAM-1, ICAM-2 に結合する (図 7.6 (a))。これによって Tc 細胞は, 接着した細胞の表面のペプチドと MHC クラス I 分子の複合体を TCR を使って認識できるか否かを調べていく。相手側の細胞が正常細胞であれば, MHC クラス I 分子には自己ペプチドが結合しているので抗原認識は起こらず, Tc 細胞によって攻撃を受けることはない。Tc 細胞はその細胞を離れて別の細胞へと移動し, 同様に接着分子を介して結合する (図 (b))。もし, 結合した細胞がウイルスに感染していれば, その MHC クラス I 分子には, ウイルス由来のペプチドが結合している。Tc 細胞がその抗原ペプチドと MHC クラス I 分子の複合体を認識した場合には, TCR から細胞内にシグナルが伝達され, 接着分子を介する結合が強まり, Tc 細胞と標的細胞の結合が安定化する。これによって Tc 細胞は細胞質内の顆粒成分

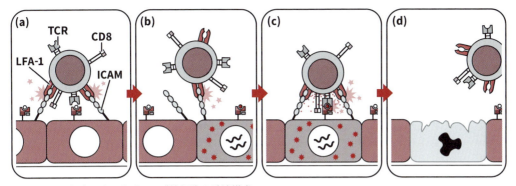

図 7.6 Tc 細胞によるウイルス感染細胞の破壊様式
(a) LFA-1 および ICAM を介した Tc 細胞の正常細胞への結合，(b) 正常細胞からウイルス感染細胞への Tc 細胞の移動，(c) Tc 細胞の抗原認識とウイルス感染細胞に向けた顆粒成分の放出，(d) ウイルス感染細胞のアポトーシス誘導．

(エフェクタータンパク質) を標的細胞に向けて放出する (図 (c))。Tc 細胞の顆粒成分のうち，**グランザイム**はセリンプロテアーゼであり，標的細胞の細胞質内に入るとアポトーシスを誘導する (図 (d))。第 2 の成分である**パーフォリン**は，標的細胞に小孔を形成することでグランザイムの細胞質内への輸送を担っている。また，第 3 の成分である**グラニュリシン**は抗菌作用をもち，高濃度では標的細胞にアポトーシスを誘導できる。

標的細胞にアポトーシスを誘導するもう一つの機構として **Fas リガンド**があげられる。この分子は Tc 細胞表面に発現し，標的細胞に発現する Fas に結合することにより，標的細胞をアポトーシスへと導く。このように Tc 細胞は，標的細胞を直接傷害することでウイルス感染における細胞性免疫応答に寄与している。

7・3・2 Th1 細胞によるマクロファージの活性化

感染局所において病原体を取り込んだマクロファージは，病原体由来のタンパク質をプロセッシングし，そのペプチドを MHC クラス II 分子に結合させる。適応免疫応答が開始し，二次リンパ組織において分化した Th1 細胞は感染巣へと移動する。Th1 細胞はそこでマクロファージが提示している抗原を認識し，**IFN-γ** を放出してマクロファージを活性化させる。このように，マクロファージは取り込んだ病原体を二次リンパ組織に運んでナイーブ Th 細胞を活性化させるというよりも，感染巣にとどまり，Th1 細胞に抗原を提示することでその重要な役割を果たしているのであろう。ちなみに，感染巣の抗原を二次リンパ組織まで運び，ナイーブ T 細胞を活性化させ，Th1 細胞を分化させる役割を担っているのは樹状細胞であると考えるのが妥当であろう。

活性化マクロファージは，MHC クラス II 分子発現，B7 発現，CD40 発現，TNF-α レセプター発現，TNF-α 産生などを亢進させる。抗原提示のさいに B7 が Th1 細胞の CD28 に結合すると，Th1 細胞表面の CD40 リガンドの発現が高

まり，マクロファージの CD40 に結合し，**IL-12** 産生を誘導する。IL-12 は，Th1 免疫応答の維持に重要な役割を果たす。TNF-α はオートクリン作用でマクロファージ自身に作用し，Th1 細胞からの IFN-γ と相乗的にはたらくことで，マクロファージの殺菌能を亢進させる。とくに抗菌活性をもつ**一酸化窒素** (NO) や**活性酸素**の一つである酸素ラジカル (O_2^-) の産生が高まる。また，活性化マクロファージでは，病原体を取り込んだファゴソームへのリソソームの融合能が高ま

表 7.1　T 細胞由来のサイトカインとその機能

サイトカイン	生産 T 細胞	種々の細胞への働き				
		B 細胞	T 細胞	マクロファージ	造血細胞	その他の細胞
IL-2	Tc の一部，ナイーブ T，Th1	増殖と J 鎖合成の促進	増殖と分化	—	NK 細胞の増殖刺激	—
IFN-γ	Th1，Tfh，Tc	分化と IgG 2a 合成 (マウス)	Th1 分化を促進 Th2，Th17 分化を阻害	活性化，MHC クラス I，II 分子の誘導	NK 細胞の活性化	抗ウイルス作用 MHC クラス I，II 分子の誘導
IL-4	Th2，Tfh	活性化，増殖 IgG 1，IgE，MHC クラス II の誘導	Th2 分化を促進 Th1，Th17 分化を阻害	辺縁帯マクロファージの活性化促進	マスト細胞の増殖	—
IL-5	Th2	分化と IgA 合成の増強 (マウス)	—	—	好酸球の増殖と分化	—
IL-13	Th2	IgG 1，IgE へのイソタイプスイッチ	—	辺縁帯マクロファージの活性化促進	—	粘液の産生 (杯細胞)
IL-17	Th17	IgG 2a，IgG 2b，IgG 3 の誘導 (マウス)	—	好中球の遊走刺激 (間接的)	線維芽細胞，上皮細胞からのケモカイン産生を刺激
IL-22	Th17					粘膜上皮と皮膚からの抗菌ペプチド産生を刺激
TGF-β	Treg，Tfh	増殖阻止，IgA へのイソタイプスイッチ	Th17，iTreg の分化，Th1，Th2，Tc の阻害	活性化阻害	好中球の活性化	細胞増殖の阻害または促進
IL-10	Th1 の一部，Treg，Th2，Th17，Tc	MHC クラス II の誘導	Th1 の阻害	炎症性サイトカインの放出阻害	マスト細胞増殖の補助刺激	
IL-3	Tc の一部，Th1，Th2，Th17	—	—	—	造血前駆細胞の増殖因子 (multi-CSF)	—
TNF-α	Th2，Tc の一部，Th1，Th17	—	—	活性化，NO 生産	—	血管内皮の活性化
GM-CSF	Th2，Tc の一部，Th1，Th17	分化	増殖阻害 (？)	活性化，樹状細胞への分化	顆粒球，マクロファージ，樹状細胞の分化	—

り，殺菌，分解能を亢進させることで Th1 細胞への抗原提示を加速させる。これによりファゴソーム内で生存する細胞内寄生性細菌に対する殺菌能も上げることができる。このように，Th1 細胞はマクロファージを活性化させることで細菌，真菌感染における細胞性免疫応答を司っている。

7·4　T 細胞のおもなサイトカイン

表7.1 にエフェクター T 細胞由来のおもなサイトカインとその機能を示す。とくに色をつけた部分は，重要なのでサイトカイン名とその機能を覚えておきたい。また，T 細胞由来ではないため表中にはないが，コロニー刺激因子 colony stimulating factor（CSF）には顆粒球・マクロファージコロニー刺激因子 granulocyte macrophage-CSF（**GM-CSF**）以外に **G-CSF**（顆粒状コロニー刺激因子）と **M-CSF**（マクロファージコロニー刺激因子）がある。G-CSF は造血幹細胞移植時の好中球数増加促進，がん化学療法時や再生不良性貧血に伴う好中球減少症に用いられる。また，骨吸収（骨の破壊）において重要な役割を果たしている**破骨細胞**の分化には，M-CSF が必須であることも覚えておきたい。一方，**エリスロポエチン**というサイトカインはおもに腎臓の尿細管間質細胞でつくられ，赤血球の産生を促進する。したがって，慢性腎不全を原因としてエリスロポエチンの産生が低下した患者では**腎性貧血**が起こり，その治療に遺伝子組換え型のエリスロポエチン製剤を用いることも覚えておこう。

キーワードの確認・7-1

1. ナイーブ T 細胞は，二次リンパ組織で抗原と出合うことを理解しよう（図 7.1）。

   ナイーブ T 細胞 → HEV → リンパ節の傍皮質（T 細胞領域）→ 抗原提示細胞が提示する抗原を検索 → 抗原を認識 → 分裂増殖 → エフェクター T 細胞 → 輸出リンパ管 → 末梢組織（感染巣）

2. リンパ球の移動および活性化にも接着分子が必要であることを理解しよう（図 7.2）。

   (1) ナイーブ T 細胞上の L-セレクチン → リンパ節への入り口である HEV 内膜上の CD34 と GlyCAM-1（血管アドレッシン）を認識 → ローリング → T 細胞上の LFA-1 が HEV 内膜上の ICAM-1 に強く結合 → ケモカイン CCL21 を介してリンパ節内に移動

   (2) T 細胞は，接着分子を介して抗原提示細胞に結合する。
   T 細胞：LFA-1 ⇔ 抗原提示細胞：ICAM-1

3. 各抗原提示細胞の特性を理解しておこう。
   樹状細胞，マクロファージ，B 細胞

4. ナイーブ T 細胞の活性化には，特異的シグナルと補助シグナルの両方が必要である（図 7.3）。

   (1) 特異的シグナル　抗原提示細胞：MHC 分子＋ペプチド → T 細胞：T 細胞レセプター

   (2) 補助シグナル　　抗原提示細胞：B7 → T 細胞：CD28

5. ナイーブ T 細胞は活性されると IL-2 を産生し，これに反応して増殖する（図 7.4）。

   ナイーブ T 細胞 → 活性化 → IL-2 を産生 → ナイーブ T 細胞上の IL-2 レセプター（$\alpha\beta\gamma$ 型）に結合（オートクリン作用）→ 分裂・増殖 → エフェクター T 細胞に分化

6. CD4$^+$T 細胞は，Th1 細胞，Th2 細胞，Tfh 細胞，Th17 細胞，Treg 細胞などに分化する（図 7.5）。

   (1) CD4$^+$T 細胞 → 抗原刺激 ＋ IL-12 ⇒ Th1 細胞 → 細胞性免疫：IL-2, IFN-γ（Th1 細胞の増殖，マクロファージの活性化）

＊ IFN-γ → Th2, Th17 細胞分化を阻害

(2) CD4$^+$T 細胞 → 抗原刺激＋IL-4 ⇒ Th2 細胞 → アレルギー性炎症：IL-4, IL-5, IL-13（マスト細胞および好酸球の誘導，粘液の産生）

＊ IL-4 → Th1, Th17 細胞分化を阻害

(3) CD4$^+$T 細胞 → 抗原刺激＋IL-6 ⇒ Tfh 細胞 → 液性免疫：IL-21, IL-4, IFN-γ, TGF-β（B 細胞増殖，抗体のイソタイプスイッチ誘導，抗体の親和性増大）

(4) CD4$^+$T 細胞 → 抗原刺激＋TGF-β, IL-6 ⇒ Th17 細胞 → IL-17A, IL-17F, IL-22（好中球性炎症，自己免疫疾患，抗菌ペプチドの産生）

(5) CD4$^+$T 細胞 → 抗原刺激＋TGF-β ⇒ Treg 細胞 → TGF-β, IL-10 （免疫応答の制御）

＊ TGF-β → Th1, Th2, Tfh 細胞分化を阻害

確認問題・7-1

● ナイーブ T 細胞がエフェクター T 細胞になるまでの過程を整理してみよう。

ナイーブ T 細胞が二次リンパ組織としての (a.　　　　　) へ移動するためには，高内皮細静脈 (HEV) の内皮にナイーブ T 細胞が (b.　　　　　) を介して結合する必要がある。この結合によってナイーブ T 細胞は，(a) に入ることができ，そこで抗原と出合うことになる。ナイーブ T 細胞は，抗原提示細胞によって提示された MHC 分子に結合した抗原ペプチドを，その (c.　　　　　　　) で認識する。ナイーブ T 細胞は，このときにも (b) を介して抗原提示細胞に結合する。抗原提示細胞には，(d.　　　　　)，(e.　　　　　)，(f.　　　　　) などがあるが，ナイーブ T 細胞への抗原提示には (d) が重要となる。抗原提示のさいには (g.　　　) 分子を介してナイーブ T 細胞上の (h.　　　) 分子に結合し，ナイーブ T 細胞に (i.　　　　　　) を伝達する。その結果，ナイーブ T 細胞は活性化され，(j.　　　　) を産生し，さらに，これに反応して分裂，増殖し，エフェクター T 細胞となる。

解答：a. リンパ節，b. 接着分子，c. T 細胞レセプター，d. 樹状細胞，
　　　e. マクロファージ，f. B 細胞，g. B7，h. CD28，i. 補助シグナル，j. IL-2。

● CD4$^+$T 細胞は，Th1 細胞，Th2 細胞，Tfh 細胞，Th17 細胞，Treg 細胞に分化することを理解しておこう。

CD4$^+$T 細胞は抗原刺激を受けて活性化され，IL-2 を産生することによって分裂，増殖を始める。このさい，CD4$^+$T 細胞に IL-12 が作用すると，(a.　　　) 細胞に分化し，IL-4 が作用すると，(b.　　　) 細胞に分化する。また，(a) 細胞が産生する (c.　　　) は (b) 細胞の分化を阻害し，逆に (b) 細胞が産生する (d.　　　) は (a)

80　7章　T細胞を介する免疫系（細胞性免疫）

細胞の分化を阻害する。

さらに，CD4$^+$T細胞が抗原刺激とともに (e.　　　　) および (f.　　　) の作用を受けるとTh17細胞に分化するが，(　e　) 単独の作用を受けると (g.　　　) 細胞に分化し，(　f　) 単独の作用を受けると (h.　　　) 細胞に分化することが知られている。Th17細胞は (i.　　　) 性の炎症疾患や (j.　　　　　　　) の成立に関与している。また，(　g　) 細胞はほかのCD4$^+$T細胞に対して抑制的に作用し，(　h　) 細胞はB細胞に対して (k.　　　　　　) を誘導したり，抗原に対する抗体の (l.　　　　) の増大にもかかわっている。

　　解答：a. Th1, b. Th2, c. IFN-γ, d. IL-4, e. TGF-β, f. IL-6, g. Treg, h. Tfh, i. 好中球, j. 自己免疫疾患, k. イソタイプスイッチ, l. 親和性。

キーワードの確認・7-2

1. Tc細胞によるウイルス感染細胞の破壊様式を理解しよう（図7.6）。

(1) Tc細胞：<u>LFA-1</u> ⇔ 標的細胞：<u>ICAM-1, 2</u>

(2) Tc細胞：<u>T細胞レセプター（TCR）</u> ⇔ 標的細胞：<u>MHCクラスⅠ＋ウイルス由来ペプチド</u>

(3) Tc細胞 ⇒ 標的分子に向かってエフェクタータンパク質（グランザイム，パーフォリン，グラニュリシン）を放出
　　　<u>グランザイム</u>：標的細胞の細胞質に入る → <u>アポトーシスを誘導</u>
　　　<u>パーフォリン</u>：グランザイムの細胞質内への輸送を担う。
　　　<u>グラニュリシン</u>：高濃度で標的細胞に作用 → <u>アポトーシスを誘導</u>

(4) Tc細胞 ⇒ 細胞表面に<u>Fasリガンド</u>を発現 ⇒ 標的細胞のFasに結合 → <u>アポトーシスを誘導</u>

2. Th1細胞による病原体の排除様式を理解しよう。

(1) Th1：<u>IL-2</u> ⇒ Th1細胞の増殖
　　　　　IFN-γ, CD40L ⇒ マクロファージを活性化

(2) マクロファージが活性化されると… NO産生 (↑)，活性酸素 (↑)
　　　　　　　　　　　　　　　　 ⇒ 殺菌能 (↑)
　　　　　　　　　　　　　　　　 IL-12産生 (↑) ⇒ Th1細胞 (↑)
　　　　　　　　　　　　　　　　 MHCクラスⅡ分子の発現 (↑)
　　　　　　　　　　　　　　　　 ⇒ 抗原提示能 (↑)
　　　　　　　　　　　　　　　　 ファゴソームとリソソームの融合
　　　　　　　　　　　　　　　　 (↑) ⇒ 殺菌能 (↑)

3. **T 細胞由来のサイトカインについて重要なものを覚えよう**（表 7.1）。

   そのほかのサイトカインについても知っておこう。

   (1) M-CSF ⇒ 破骨細胞の分化を促進

   (2) G-CSF ⇒ 造血幹細胞移植時の好中球数増加促進，抗がん剤使用や再
   生不良性貧血に伴う好中球減少症

   (3) エリスロポエチン ⇒ 腎性貧血

確認問題・7-2

● エフェクター T 細胞の性状を整理しよう。

エフェクター T 細胞のうち，Tc 細胞はウイルス感染細胞などの標的細胞に対して (a.
　　　　　　　　　)，(b.　　　　　　　　　　　)，(c.　　　　　　　　　) を放出して
(d.　　　　　　　　) を誘導することにより標的細胞を破壊する。この場合，Tc 細胞
は標的細胞の (e.　　　　　　　　　) にウイルス由来ペプチドが結合したものを認識す
る。

一方，(f.　　　　) 細胞から産生される IFN-γ は，(g.　　　　　　　　　　) を活性化
し，その細胞内殺菌能を増強させる。また，IL-2 は，(　f　) 細胞自身の増殖因子として作用
する。

このように Tc 細胞や (　f　) 細胞によって誘導される免疫応答を (h.　　　　　) 免
疫という。

　　解答：a. グランザイム，b. パーフォリン，c. グラニュリシン，d. アポトーシス，
　　　　　e. MHC クラス I 分子，f. Th1，g. マクロファージ，h. 細胞性。

8

B 細胞を介する免疫系（液性免疫）

　生まれたばかりの B 細胞は骨髄を離れ，やがて二次リンパ組織で抗原と出合い，適応免疫を始動する。B 細胞はヘルパー T 細胞の助けを借りて形質細胞へと分化し，抗原に対して特異的に結合する抗体を分泌するようになる。そしてその抗体が，種々の方法で病原体を排除していく。その一連の流れを追いかけてみよう。

8·1　液性免疫応答のしくみ

　感染症をひき起こす病原体の多くは，血液，粘液，組織液といった細胞外環境中に存在する補体や抗体などの可溶性物質によって排除される。このような免疫をとくに**液性免疫**とよぶが，適応免疫誘導後は，形質細胞から分泌される抗体がさまざまなしくみで病原体を処理していく。

　二次リンパ組織の B 細胞領域において，B 細胞は免疫グロブリンレセプター（受容体）を使って病原体を取り込み，プロセッシングによって生じたペプチドを主要組織適合遺伝子複合体（MHC）クラス II 分子に結合させる。B 細胞が提示するこのペプチド・MHC 複合体を濾胞性ヘルパー T（**Tfh**）**細胞**が $\alpha\beta$ 型 T 細胞レセプターを使って認識する（図 8.1 (a)）。これによって Tfh 細胞は，CD40 リガンド（**CD40L**）の発現を上昇させ，B 細胞の CD40 に結合する。さらに Tfh 細胞はインターロイキン（**IL**)-**21** を産生し，これに応答した B 細胞は活性化，増殖して**胚中心**を形成する（図 (b)）。この胚中心の中で B 細胞は Tfh 細胞由来の IL-21 と IL-4，インターフェロン（IFN)-γ，トランスフォーミング増殖因子（TGF)-β の作用を受け，免疫グロブリンの**イソタイプスイッチ**を起こす。つづいて抗原に対する免疫グロブリンレセプターの**親和性の増大**を誘導し，やがて形質細胞へと分化して高親和性の IgG，IgA，IgE を分泌する（図 (c)）。また，B 細胞の一部は**記憶 B 細胞**としてリンパ組織の中に残り，2 回目以降の同一抗原の侵入に備える。形質細胞より分泌された高親和性の IgG や IgA などの抗体は**中和**，**オプソニン化**，**補体の活性化**といった 3 通りの方法で病原体を排除する（図 (d)～

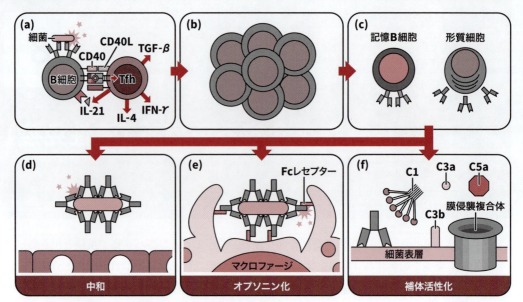

図 8.1 Tfh細胞によるB細胞の活性化と液性免疫応答
(a) B細胞による抗原提示とTfh細胞による抗原認識，(b) B細胞の活性化，増殖と胚中心の形成，(c) B細胞の形質細胞への分化と記憶B細胞の誘導，(d) 抗体による中和反応，(e) 抗体によるオプソニン化，(f) 抗体による補体の活性化．

(f))．

　抗体による中和反応では，病原体表面に分泌された抗体が結合することで病原体が宿主細胞に接着することを阻害する（図8.1 (d)）．また，抗体を結合した病原体は，マクロファージや好中球の細胞表面に発現するFcレセプターを介して取り込まれるので，貪食されやすくなる．すなわち，抗体はオプソニンとしても作用する（図 (e)）．さらに病原体表面に抗体が結合すると，そこに補体のC1が結合し，補体の古典経路が活性化する（図 (f)）．その結果，C3bによるオプソニン化，アナフィラトキシンによる炎症細胞の動員，膜侵襲複合体の形成が促進し，病原体の排除が進むことになる．

8・2　ナイーブB細胞から形質細胞への分化

　骨髄で生じたナイーブ未熟B細胞は骨髄を離れ，血液を介して二次リンパ組織へ流入する．リンパ節を例にとった場合には，ナイーブ未熟B細胞はナイーブT細胞同様に，高内皮細静脈（HEV）を透過してリンパ節内に入り，ケモカインのはたらきによって一次リンパ濾胞へ遊走する（図8.2 (a), (b)）．ナイーブ未熟B細胞はそこでIgMに加えてIgDをレセプターとして発現し，ナイーブ成熟B細胞となる．ナイーブ成熟B細胞はそこで抗原に遭遇しなければ輸出リンパ管を通ってリンパ節を離れ，再び血流中に出て別の二次リンパ組織へと移動することになる．しかし，もしナイーブ成熟B細胞が抗原を認識した場合には，T細胞領

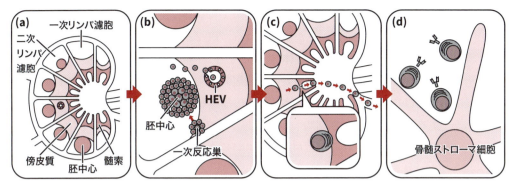

図 8.2　リンパ節における B 細胞の活性化と分化
(a) リンパ節内の構造，(b) B 細胞の一次リンパ濾胞への移動とその後につづく一次反応巣および胚中心の形成，(c) 胚中心で生じた形質芽細胞のリンパ節外への移動，(d) 骨髄での形質細胞への分化と抗体産生．

域との境界でヘルパー T (Th) 細胞依存的に活性化し，増殖した B 細胞は**一次反応巣**を形成する (図 (b))．B 細胞を活性化する Th 細胞 (どのようなタイプの Th 細胞かについては議論の余地がある) は，傍皮質 (T 細胞領域) において樹状細胞が提示する抗原を認識したナイーブ Th 細胞由来である (図 7.1 参照)．したがって，樹状細胞が取り込んだ抗原は B 細胞が取り込んだものと同じであり，しかも樹状細胞が提示したペプチド・MHC クラス II 分子複合体と B 細胞が提示したそれは，まったく同一であることに注意したい．

一次反応巣で増殖した B 細胞の一部は形質芽細胞に分化し，さらに髄索で形質細胞となって初期抗体の IgM を産生することになる．形質芽細胞は抗体を分泌しはじめているが，まだ細胞分裂を行なっており，T 細胞との相互作用が可能な活性化 B 細胞としての特性を有する細胞である．形質芽細胞は，数日後には分裂を止めて死滅するか，さらに分化して形質細胞になる．また，ほかの B 細胞は一次リンパ濾胞に移動し，前述したようにそこで Tfh 細胞と相互作用することで増殖し，胚中心を形成する (図 8.2 (b))．胚中心を有するリンパ濾胞を二次リンパ濾胞という．胚中心において B 細胞はイソタイプスイッチを起こし，形質芽細胞または記憶 B 細胞へと分化する．胚中心で生じた形質芽細胞の一部は髄索へ移動してそこで抗体を産生する形質細胞となるが，大部分は輸出リンパ管を経てリンパ節を離れ (図 (c))，骨髄 (IgA を分泌するものは粘膜固有層) へ移動してそこで形質細胞となり抗体を産生する (図 (d))．

ほとんどのタンパク質抗原に対する抗体産生は Th 細胞依存性であるが，ある種の細菌の多糖類，重合タンパク質，リポ多糖などに対する抗体産生は Th 細胞非存在性である．これらの抗原は，胸腺のない個体においても抗体産生を誘導することから，**胸腺非依存性抗原** thymus-independent antigen (**TI 抗原**) とよばれ，TI-1 抗原と TI-2 抗原の二つのタイプに分けられる．**TI-1 抗原**の代表例はグラム陰性菌の**リポ多糖**であり，B 細胞マイトジェンともよばれる．高濃度の

TI-1抗原はB細胞を非特異的に活性化して抗体産生を促すが，低濃度ではTI-1抗原に特異的な抗体産生が誘導される。**TI-2抗原**の代表例は肺炎球菌やインフルエンザ菌b型の**莢膜多糖体**であるが，TI-1抗原とは異なって成熟B細胞のみを抗原特異的に活性化するため，乳児では十分な抗体産生が誘導されない。また，TI-1抗原によって誘導される抗体は基本的にIgMであるが，TI-2抗原に対する抗体産生ではB細胞へのサイトカイン刺激によってIgGへのイソタイプスイッチが誘導されることがわかっている。サイトカインの産生細胞としては，TI-2抗原を認識した樹状細胞が関与している可能性が指摘されている。

8·3　免疫グロブリンのイソタイプスイッチと親和性の増大

リンパ節内の一次反応巣に存在するB細胞は，IgMをレセプターとして発現しているため，初期の段階で分化してくる形質芽細胞はおもにIgMを分泌する。しかし，それらのB細胞は一次リンパ濾胞でTfh細胞と相互作用することでさらに増殖して胚中心を形成し，その中でB細胞にイソタイプスイッチが生じ，IgMに代わってIgG，IgAまたはIgEをレセプターとして発現するようになる。レセプターとして発現するイソタイプの種類を方向付けているのが，胚中心に存在するTfh細胞が産生するサイトカインの種類である。たとえばマウスの場合を例にとると，**IL-21**は**IgG 1，IgG 3，IgA**へのイソタイプスイッチを，**IL-4**は**IgG 1，IgE**へのイソタイプスイッチを誘導する（図8.1 (a)）。マウスのTfh細胞は**IFN-γ**も産生するが，これによって**IgG 2a，IgG 3**へのイソタイプスイッチが誘導可能となる（ヒトのTfh細胞ではIFN-γ産生は認められていない）。また，**TGF-β**は**IgG 2b，IgA**へのイソタイプスイッチを誘導する。このようにB細胞から抗原提示を受けたTfh細胞は，特定のサイトカインを産生すると同時に**CD40L**を発現する。このCD40LとB細胞上に発現するCD40の結合もイソタイプスイッチの誘導に必須である。

イソタイプスイッチを終えたB細胞は形質芽細胞へと分化し，一部は髄索へ移動して形質細胞となり抗体を産生するが，その大部分が骨髄へ移動した後，形質細胞となって分泌型の抗体を産生するようになる。さらに，一部のB細胞は記憶B細胞として体内（リンパ組織内）に残るため，再度の抗原侵入にさいしては，ただちにスイッチしたイソタイプの抗体が分泌されることになる。また，イソタイプスイッチを終えたB細胞の一部では，免疫グロブリンの可変部遺伝子に**体細胞高頻度突然変異**が生じ，抗原に対してより親和性の高い抗体をレセプターにもつB細胞が選択されていく。これらのB細胞もやがて形質芽細胞へ分化し，一部は形質細胞として髄索に残るが，大部分が骨髄へ移動した後，高親和性の抗体を分泌する形質細胞となる。この抗体親和性の増大過程にもTfh細胞の存在が必要となる。ここでも，一部のB細胞は記憶B細胞として体内（リンパ組織内）に残

るため，再度の抗原侵入にさいしては，ただちに親和性の高い抗体が分泌されることになる。

8·4 免疫グロブリンの各イソタイプの特徴と機能 (表8.1)

8·4·1 各イソタイプの体内分布

　IgG と IgM はおもに**血清中**に存在するが，IgG は血管外組織へ拡散するため，**細胞外組織液中**にも存在する。IgG はまた，母体の**胎盤輸送**によって胎児へ移行する。乳児の感染に対する初期防御にあたるのがこの母体由来の IgG である。IgA の単量体は血清中や血管外組織にも存在するが，**二量体の IgA** は上皮細胞を介して輸送され，おもに**乳汁中**や粘膜上皮からの**分泌液中**に存在する。IgE は，おもに皮膚，粘膜，血管周囲の結合組織に存在する**マスト（肥満）細胞**の高親和性 IgE レセプター FcεR I に Fc 部分を介して結合しており，血清中濃度は非常に低い。

8·4·2 各イソタイプの機能

a. 中 和

　細菌，ヘビ，昆虫由来の毒素は，宿主細胞のレセプターに結合することを引き金にしてその毒性を発揮する。血管外への拡散機能に優れている IgG や IgA（単量体）は毒素に直接結合することで毒素の宿主細胞への結合を抑制し，その毒性

表 8.1　ヒト免疫グロブリンの特徴と機能

特　　徴	IgM	IgD	IgG 1	IgG 2	IgG 3	IgG 4	IgA	IgE
粘膜上皮細胞通過性	＋	－	－	－	－	－	＋＋＋ (二量体)	－
胎盤通過性	－	－	＋＋＋	＋	＋＋	＋/－	－	－
血管外組織への拡散能	＋/－	－	＋＋＋	＋＋＋	＋＋＋	＋＋＋	＋＋ (単量体)	＋
半減期（日）	10	3	21	20	7	21	6 (単量体)	2
血清中の平均濃度 (mg/mL)	1.5	0.03	9	3	1	0.5	3 (単量体)	3×10^{-5}
機　　能	IgM	IgD	IgG 1	IgG 2	IgG 3	IgG 4	IgA	IgE
中　和	＋	－	＋＋	＋＋	＋＋	＋＋	＋＋	－
オプソニン化	＋	－	＋＋	＋/－	＋＋	＋	＋	－
NK 細胞のキラー活性 の誘導	－	－	＋＋	－	＋＋	－	－	－
マスト細胞の感作	－	－	＋	－	＋	－	－	＋＋＋
補体系の活性化	＋＋＋	－	＋＋	＋	＋＋＋	－	＋	－

を中和する。

ウイルス感染が生じるさい，ウイルスは宿主細胞のレセプターに結合することで宿主細胞内に侵入し，複製を開始する。したがって，ウイルスに対する**中和抗体**を体内に有していれば，ウイルスの宿主細胞への吸着とそれにつづく侵入，複製を阻止できる。ウイルスに対する中和抗体としての能力はやはりIgGやIgAが優れており，これらのイソタイプは宿主細胞への細菌の接着に対しても阻害効果を発揮する。

b. 補体の活性化

IgMや**IgG**が病原体の表面に結合したさいには，そこに補体成分のC1分子が結合することで補体の**古典経路**が活性化される。IgMは五量体構造を有しているため，病原体表面の1分子でC1の結合が起こるが，IgGの場合には病原体上に近接したIgGが少なくとも2分子以上必要である。このような理由からIgMの方がIgGより効率よく補体を活性化できる。

血液中の**可溶性抗原**は，IgGと結合して免疫複合体を形成し，さらに補体の活性化により免疫複合体には多くのC3bが結合する。赤血球は表面に補体レセプターCR1を有し，それを介してC3bでオプソニン化された免疫複合体と結合する。その後，免疫複合体は肝臓や脾臓における貪食細胞（クッパー細胞や脾臓マクロファージ）によって赤血球表面から除去される。このとき，貪食細胞はIgGのFc部分を認識するFcγレセプターとCR1を用いて免疫複合体を認識することになる。

8·5　Fcレセプターを保有した免疫細胞の役割（表8.1）

8·5·1　Fcレセプターを介した病原体の取り込み

サブクラスによる違いもあるが，**IgG**（IgG 1，IgG 3）はほかのイソタイプに比べると**オプソニン化能**に優れている。たとえば，細菌の表面にIgGが結合すると補体の古典経路が活性化され，細菌はただちにC3bによってもオプソニン化を

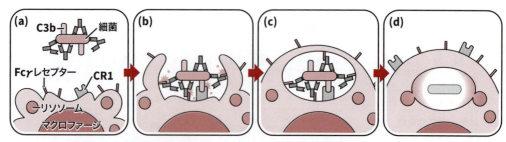

図8.3　IgG抗体による病原体のオプソニン化とマクロファージによる取り込み
（a）IgGおよびC3bによる細菌のオプソニン化，（b）FcγレセプターおよびCR1を介した細菌の取り込み，（c）ファゴソーム内への細菌の封入，（d）ファゴソームへのリソソームの融合と細菌の殺菌，分解。

受ける（図 8.3 (a)）。マクロファージや好中球は，Fcγ レセプター（FcγRⅠ，FcγRⅡ）と CR1 を有しており，それぞれ IgG の Fc 部分と C3b を認識することで細菌を効率よく取り込み，ファゴソーム内に閉じ込める（図 (b), (c)）。さらに，ファゴソームの周囲にリソソームが融合し，顆粒内の酵素を放出することで菌体を殺菌，分解することができる（図 (d)）。

8・5・2　NK 細胞による抗体結合標的細胞の破壊

IgG（IgG 1, IgG 3）がウイルス感染細胞やがん細胞を標的として細胞表面に結合したさいには（図 8.4 (a)），**NK（ナチュラルキラー）細胞**が FcγRⅢ（CD16）を介して標的細胞に結合することが知られている（図 (b)）。この結合によって FcγRⅢ が架橋されることで NK 細胞は活性化される（図 (c)）。活性化された NK 細胞は，細胞傷害性 T 細胞と同様に標的細胞に向けてグランザイムとパーフォリンを放出することで，標的細胞にアポトーシスを誘導する（図 (d)）。これを**抗体依存性細胞媒介細胞傷害** antibody-dependent cell-mediated cytotoxicity（**ADCC**）とよぶ。

8・5・3　IgE を介するマスト細胞の脱顆粒

マスト細胞や好塩基球は，IgE に対する FcεRⅠを発現しており，それによって細胞表面に IgE を結合している（図 8.5 (a)）。IgE が**多価抗原**によって架橋さ

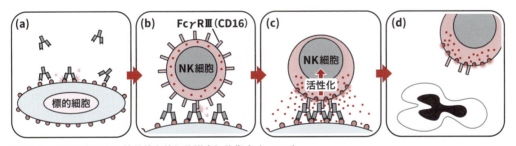

図 8.4　NK 細胞による抗体依存性細胞媒介細胞傷害（ADCC）
　　(a) 標的細胞への IgG の結合，(b) FcγRⅢ を介した標的細胞への NK 細胞の結合，(c) NK 細胞の活性化，(d) NK 細胞による標的細胞の傷害。

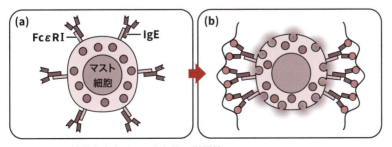

図 8.5　IgE 抗体を介するマスト細胞の脱顆粒
　　(a) FcεRⅠを介したマスト細胞表面への IgE の結合，(b) 抗原による IgE の架橋とそれにつづく脱顆粒。

れると，マスト細胞の活性化による脱顆粒が起こり，ヒスタミンをはじめとする顆粒内部のメディエーターが放出され，局所での炎症が誘導される（図 (b)）。花粉症やアレルギー性鼻炎などのアレルギー症状は，このマスト細胞の脱顆粒によってひき起こされる。また，マスト細胞は細胞表面に IgG（IgG 1，IgG 3）に対するレセプター（FcγR II，FcγR III）も有しており，IgG を介する脱顆粒も惹起することが知られている。

8·5·4　IgE を介する好酸球の脱顆粒

　宿主が寄生虫感染を受けたときには，そのサイズが大型であるためマクロファージや好中球では対処できない。このようなときには，血中の IgE 濃度と好酸球数の増加が認められる。活性化した**好酸球**は FcεR I の発現を高め，IgE が寄生虫の表面に結合し，そこへ好酸球が FcεR I を介して結合する。つづいて好酸球は，顆粒内の細胞毒性タンパク質を寄生虫に向けて放出することで寄生虫を攻撃する。マスト細胞や好塩基球も同じく FcεR I を介して特定の寄生虫に対する感染防御に役立っていると考えられている。

キーワードの確認・8-1

1. 液性免疫応答は，抗体分子によって媒介されることを理解しよう（図 8.1）。
   B 細胞が提示する抗原（ペプチド＋ MHC クラス II 分子）を認識した Tfh 細胞 → IL-21 産生 → B 細胞の増殖 → 抗体のイソタイプスイッチ，親和性の増大 → 形質細胞 → 高親和性 IgG, IgA の産生 → 中和，オプソニン化，補体の活性化

2. B 細胞と外来抗原との出合いは，二次リンパ組織（脾臓やリンパ節）で起こる（図 8.2）。
   リンパ節を例に取ると……
   (1) 骨髄 → ナイーブ未熟 B 細胞（IgM を発現） → 血液 → 高内皮細静脈（HEV） → リンパ節の一次リンパ濾胞へ移行 → ナイーブ成熟 B 細胞（IgM と IgD の両方を発現）
   (2) そこに抗原がない場合：輸出リンパ管 → 胸管または右リンパ本幹 → 血液 → 再び二次リンパ組織へ
   (3) そこに抗原がある場合：T-B 境界領域で B 細胞は Th 細胞により活性化 → 増殖 → 一次反応巣を形成 → 一部の B 細胞は形質芽細胞を経て髄索で形質細胞に分化（IgM を産生） → ほかの B 細胞は一次リンパ濾胞に移行 → Tfh 細胞との相互作用により増殖 → 胚中心を形成（二次リンパ濾胞） → 抗体のイソタイプスイッチと親和性の増大 → 形質芽細胞に分化 → 髄索，骨髄，その他の組織 → 形質細胞 → 抗体（IgG, IgA, IgE）産生

3. イソタイプスイッチは，**CD40L を発現した Tfh 細胞**由来の**サイトカイン**によって誘導されることを理解しよう。
   胚中心 → B 細胞 → Tfh 細胞由来のサイトカイン（IL-21，IL-4，IFN-γ，TGF-β）が作用 → イソタイプスイッチ → IgG, IgA, IgE をレセプターとして発現する B 細胞 → 形質細胞（IgG, IgA, IgE を分泌）
   ＊ イソタイプスイッチを終了した B 細胞 → 体細胞高頻度突然変異 → 抗体の親和性の増大（Tfh 細胞が関与）

92　8章　B 細胞を介する免疫系（液性免疫）

確 認 問 題・8-1

● 液性免疫応答を整理してみよう。

1. B 細胞刺激後の初期に産生される抗体は，IgM であるが，やがて（a.
　　　）が生じ，IgG や IgA の産生が主となってくる。これを誘導するのは，（b.　　　　　）
　　を発現した（c.　　　　）細胞から産生される（d.　　　　　　　）である。
2. 液性免疫応答は，（e.　　　　　　　　）から分泌される（f.　　　　）によって誘導さ
　　れ，（g.　　　　　　），（h.　　　　　　　　），（i.　　　　　　　）などの方法で宿主
　　を感染から防御する。

　　解答：a. イソタイプスイッチ，b. CD40L，c. Tfh，d. サイトカイン，e. 形質細胞，
　　　　　f. 抗体，g. 中和，h. オプソニン化，i. 補体の活性化。

キーワードの確認・8-2

1. 免疫グロブリンの各イソタイプは，体内に選択的に分布（粘膜，胎児，体組
　　織，血液，皮膚など）する（表 8.1）。

2. IgA は上皮細胞を介して輸送される（表 8.1）。

3. IgG や IgA は毒素の中和，ウイルス感染の阻害，細菌の接着阻害などにはた
　　らく（表 8.1）。

4. 補体活性化の古典経路は微生物表面に IgG や IgM が結合し，そこへ C1 が結
　　合することによって活性化される（C1 が結合するためには，IgM は 1 分子，
　　IgG は 2 分子必要となることに注意！）。

5. 赤血球表面の CR1 レセプター（C3b に対するレセプター）は，血液中の可溶
　　性免疫複合体の排除に役立っている。

6. Fc レセプターを保有した免疫細胞の役割を整理しておこう。
　　（1）マクロファージ，好中球：Fc レセプターを介して IgG でオプソニン化
　　　　された病原体を取り込み，破壊する（図 8.3）。
　　（2）NK 細胞：Fc レセプターを介して抗体（IgG）が結合した標的細胞を傷
　　　　害することができる。この現象を抗体依存性細胞媒介細胞傷害
　　　　（ADCC）という（図 8.4）。

(3) マスト細胞，好塩基球：高親和性 IgE レセプター（FcεR I）を介して結合している IgE が多価の抗原で架橋されると，顆粒内に貯蔵されたヒスタミンなどが放出される（図 8.5）。

(4) 好酸球：寄生虫に IgE が結合すると，FcεR I を介して寄生虫に結合し，顆粒内の細胞毒性タンパク質を放出する。

確 認 問 題・8-2

● Fc レセプターを保有した免疫細胞の役割を整理しよう。

1. (a.　　　　　　　　) や (b.　　　　　　) は，Fc レセプターを介して IgG で (c.　　　　　) された病原体を取り込む。

2. (d.　　　　　　　　　) 細胞は，Fc レセプターを介して (e.　　　　　) が結合した標的細胞を破壊することができる。この現象を (f.　　　　　　　　　　) という。

3. (g.　　　　　) 細胞や (h.　　　　　　　) は，FcεR I を介して結合している (i.　　　　　) が抗原で架橋されると，細胞質内顆粒より (j.　　　　　　　　) などの炎症性メディエーターを放出する。

解答：a. マクロファージ，b. 好中球，c. オプソニン化，d. ナチュラルキラー (NK)，e. IgG，f. 抗体依存性細胞媒介細胞傷害 (ADCC)，g. マスト，h. 好塩基球，i. IgE，j. ヒスタミン。

● 免疫グロブリンのイソタイプの特性を理解しよう。

1. 血清中の濃度がもっとも高いものはなにか。　a.＿＿＿＿＿
2. 血清中の濃度がもっとも低いものはなにか。　b.＿＿＿＿＿
3. 胎盤通過能をもつものはなにか。　c.＿＿＿＿＿
4. 血管外組織への拡散能に優れているものはなにか。　d.＿＿＿＿＿, e.＿＿＿＿＿
5. 血液中に存在するが，血管外にはほとんど拡散しないものはなにか。　f.＿＿＿＿＿
6. 補体の活性化（古典経路）に優れているものはなにか。　g.＿＿＿＿＿, h.＿＿＿＿＿
7. 粘膜上皮細胞を介して細胞表層まで輸送されるものはなにか。　i.＿＿＿＿＿
8. 中和抗体として優れているものはなにか。　j.＿＿＿＿＿, k.＿＿＿＿＿
9. オプソニン化能にもっとも優れているものはなにか。　l.＿＿＿＿＿
10. NK 細胞の ADCC に役立っているものはなにか。　m.＿＿＿＿＿
11. マスト細胞の表面に結合するものはなにか。　n.＿＿＿＿＿, o.＿＿＿＿＿
12. 寄生虫感染に伴って産生されるものはなにか。　p.＿＿＿＿＿
13. 血液中での半減期が最も長いものはなにか。　q.＿＿＿＿＿

解答：a. IgG，b. IgE，c. IgG，d. IgG，e. IgA（単量体），f. IgM，g. IgM，h. IgG，i. IgA（二量体），j. IgG，k. IgA，l. IgG，m. IgG，n. IgE，o. IgG，p. IgE，q. IgG。

9

抗体産生の誘導と検出

特異抗体の誘導と検出は，感染症の予防と診断に欠かせない。本章では，病原体に
対する抗体の誘導を目的としたワクチンの原理，抗体医薬として重要なモノクローナ
ル抗体の作成法，血清中の特定抗原や特異的抗体の検出法の原理について学ぼう。

9・1　ハプテンと免疫原性

　生体内に侵入し，抗体産生を誘導する抗原を**完全抗原**という。産生された抗体
は当然のことながら対応する抗原と結合する。一方，抗体産生を誘導しないが，
産生された抗体と結合する性質をもつ抗原は，**不完全抗原**とよばれる。不完全抗
原は**ハプテン**ともよばれるが，薬などの低分子化合物，ペプチド，多糖などがそ
の例である。しかし，このハプテンに生体に対して抗原性をもつタンパク質が結
合した場合，ハプテンとタンパク質の複合体は完全抗原となり，**免疫原性**をもつ
ようになる。免疫原性とは，抗体産生を誘導する性質のことをいう。そしてこの
ように，ハプテンに結合して免疫原性をもたせるタンパク質を**キャリヤータンパ
ク質**または**担体タンパク質**とよぶ。

　それでは，なぜハプテンのみでは十分な抗体産生が誘導できないのであろう
か。インフルエンザ菌 b 型 *Haemophilus influenzae* Type b（Hib）ワクチンを例
にして考えてみよう。Hib ワクチンを投与する目的は，乳児期から幼児期の小児
に対してインフルエンザ菌 b 型の莢膜多糖体に対する抗体を誘導することであ
る。前述したようにインフルエンザ菌 b 型の莢膜多糖体は TI-2 抗原であるが
（8.2 節参照），成熟 B 細胞を十分に有していない小児にとって莢膜多糖体そのも
のはハプテンであるため，このままでは抗体産生を誘導できない。そこで，キャ
リヤータンパク質として**破傷風トキソイド**（破傷風菌の毒素をホルマリンで無毒
化したもの）を共有結合させたインフルエンザ菌 b 型由来の莢膜多糖体が，Hib
ワクチンとして用いられている。Hib ワクチンを投与すると，その多糖体部分を
認識する抗体をレセプター（受容体）としてもつ B 細胞群が選択される（図 9.1

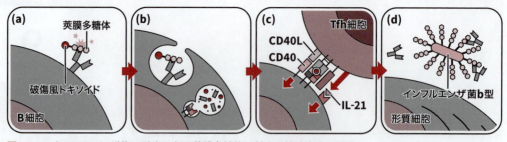

図 9.1 インフルエンザ菌 b 型（Hib）の莢膜多糖体に対する抗体産生の誘導
(a) B 細胞レセプターによる Hib ワクチンの莢膜多糖体部分の認識，(b) B 細胞内への Hib ワクチンの取り込みと，それにつづくプロセッシング，(c) Tfh 細胞への抗原提示と，それにつづく B 細胞へのシグナル伝達，(d) インフルエンザ菌 b 型の莢膜多糖体に対する抗体の産生。

(a)）。それらの B 細胞は Hib ワクチンの多糖体エピトープを認識し，エンドソーム内に取り込み，プロセッシングを行う（図 9.1 (b)）。つづいてトキソイド由来のペプチドが主要組織適合遺伝子複合体（MHC）クラス II 分子に結合し，濾胞性ヘルパー T（Tfh）細胞に抗原提示される。Tfh 細胞は CD40L を発現し，B 細胞の CD40 にシグナルを伝達すると同時に IL-21 などのサイトカインを B 細胞に向けて放出することで B 細胞を形質細胞にまで分化させる（図 (c)）。形質細胞は，莢膜多糖体に対する抗体（IgG や IgA）を分泌し，インフルエンザ菌 b 型に対して感染防御効果を示す（図 (d)）。もし，ハプテンとしての莢膜多糖体だけを投与しても，B 細胞レセプターによる認識，取り込み，プロセッシングは生じるが，MHC クラス II 分子に結合するペプチドが供給されないため，Tfh 細胞への抗原提示は起こらない。したがって，抗体産生を誘導することはできない。すなわち，完全抗原と不完全抗原の違いは，Tfh 細胞（初期免疫誘導時にはある種の Th 細胞）に抗原提示されるか否かということである。当然のことながら完全抗原は Tfh 細胞に抗原提示されるため，結果として抗体産生を誘導できるのである。このとき重要なのは，キャリヤータンパク質が生体にとって異物であると認識されることである。

9・2 アジュバント

タンパク質抗原のほとんどは，そのまま動物に投与しても免疫原性が弱いため，十分量の抗体を得ることが難しい。このような問題点を解決するために，通常は抗原を**アジュバント**と混合したものを動物に投与する。その結果，抗原はすぐに拡散せずに生体内に長くとどまることができ，樹状細胞やマクロファージなどの抗原提示細胞への取り込みも促進される。動物実験でよく使われるアジュバントに鉱物油からなるフロイントアジュバントがあり，抗原溶液と懸濁し乳化させて使う。さらにフロイントアジュバントは，不完全アジュバントと結核菌死菌を加えた完全アジュバントに分けられる。完全アジュバントの中の結核菌は，抗

アジュバント：免疫系を賦活化する物質。

原提示細胞をより強く刺激することで液性免疫に加えて細胞性免疫も誘導できる。このようにアジュバントに細菌成分を加えることで，より強力な免疫応答を誘導することが可能となる。このことは，ヒトに投与する四種混合ワクチン（百日咳菌の感染防御抗原，ジフテリアトキソイド，破傷風トキソイド，不活化ポリオウイルスの混合物）にも応用されている（16・2節参照）。このワクチンにはアジュバントとしてアルミニウム塩が含まれており，さらに百日咳菌の感染防御抗原の中には百日咳トキソイドだけではなく，さまざまな菌体由来産物が含まれている。これらの成分が，免疫応答を増強することで各トキソイドに対する抗体がより多く産生される。ちなみに**感染防御抗原**とは，宿主（感染を受ける側）を免疫して抗原特異的な抗体やエフェクターT細胞を誘導したとき，それらが宿主を感染から防御する抗原のことをさす。通常，微生物側の病原因子が感染防御抗原となる。

9・3　ポリクローナル抗体とモノクローナル抗体

9・3・1　ポリクローナル抗体とモノクローナル抗体の違い

　特定の抗原に対する抗体を簡単に得るためには，抗原をアジュバントと混合し，抗原由来とは異なる動物種に投与する。その結果，抗原を投与した動物の血清中から多くの抗原特異的抗体が得られる。この抗体は，抗原に存在するさまざまなエピトープを認識する抗体の集合体であり，各抗体をレセプターとしてもつさまざまなB細胞を起源とする。したがって，このような抗体を**ポリクローナル抗体**とよぶ。一方，単一のエピトープのみを認識する抗体を得るためには，そのエピトープを認識する抗体をレセプターにもつ，一つのB細胞から分化した形質芽細胞や形質細胞のみを得て抗体を分取すればよい。このような抗体を**モノクローナル抗体**とよぶ。モノクローナル抗体の最大のメリットは，抗原に対する特異性が非常に高いという点である。したがって，抗体医薬として用いられているものは，通常，モノクローナル抗体（IgG型）である。逆に免疫グロブリン製剤や抗毒素血清のように優れた中和能を必要とするときには，ポリクローナル抗体を用いるのが一般的である。

9・3・2　モノクローナル抗体の作製法

　特定の抗原（抗原X）でマウスを免疫し，脾臓細胞を得る。この脾臓細胞には抗原Xに対する抗体を分泌する形質芽細胞や形質細胞が含まれている（図9.2(a)）。つぎにこの脾臓細胞をポリエチレングリコール（PEG）を用いて増殖能をもつ骨髄腫細胞（ミエローマ細胞）（図(b)）と融合させ（図(c)），HAT培地（hypoxanthine-aminopterin-thymidine を含有する培地）中で培養する。脾臓細胞とミエローマ細胞が融合してできた細胞は，**ハイブリドーマ**とよばれる。正常細

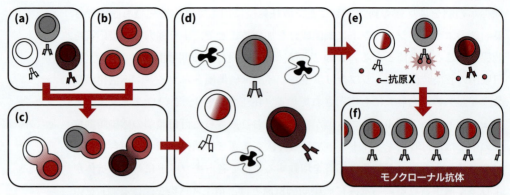

図 9.2 モノクローナル抗体の作製
(a) 脾臓細胞中の形質細胞（または形質芽細胞），(b) 骨髄腫細胞（ミエローマ細胞），(c) 両細胞の融合，(d) ハイブリドーマの形成と生存，(e) 目的の抗体を産生するハイブリドーマのクローニング，(f) モノクローナル抗体の分取．

de novo 経路：ヌクレオチドの新生合成経路で，α-D-リボース 5-リン酸を出発物質としてイノシン酸（IMP）が合成され，さらにそこから別経路でアデニル酸（AMP）とグアニル酸（GMP）が合成される．

サルベージ経路：不要になった DNA, RNA が分解されて生じる核酸塩基を再利用することで，再びヌクレオチドを合成する経路．

胞は核酸の生合成経路として *de novo* 経路とサルベージ経路を有している．ミエローマ細胞は，サルベージ経路で必要とされるヒポキサンチン-グアニンホスホリボシルトランスフェラーゼ hypoxanthine-guanine phosphoribosyltransferase（HGPRT）の遺伝子を欠損しているため，*de nove* 経路でのみ核酸の生合成を行っている．HAT 培地に含まれるヒポキサンチン hypoxanthine とチミジン thymidine はサルベージ経路での核酸生合成で必要とされる．また，HAT 培地中のアミノプテリン aminopterin は *de novo* 経路での核酸生合成を阻害する．したがって，融合しなかったミエローマ細胞は HAT 培地中で死滅する．一方，脾臓細胞は正常細胞であるため，*de novo* 経路が阻害されてもサルベージ経路を介して核酸を生合成することが可能であるが，ミエローマ細胞とは異なり増殖能力をもたないため，培養後数日間で死滅する．したがって，HAT 培地中で生存できるのは，HGPRT を有し，さらに増殖能力をもつハイブリドーマのみである（図 9.2 (d)）．最終的に HAT 培地中で増殖したハイブリドーマの中から抗原 X に対する抗体を産生するものをクローニングする（図 (e)）．このクローニングされたハイブリドーマは 1 個の形質芽細胞または形質細胞由来であるため，産生される抗体は抗原 X に対するモノクローナル抗体となる．しかも，クローニングされたハイブリドーマは，通常の培地の中で抗体を産生しながら，半永久的に増殖する能力をもっているため，特定抗原に対するモノクローナル抗体を安定して得ることが可能となる（図 (f)）．

9・4 酵素免疫測定（ELISA）

血清中や培養液中の**抗体価**（抗体の量）や特定タンパク質の濃度を測定するさいに用いられるのが**酵素免疫測定** enzyme-linked immunosorbent assay（**ELISA**）である．

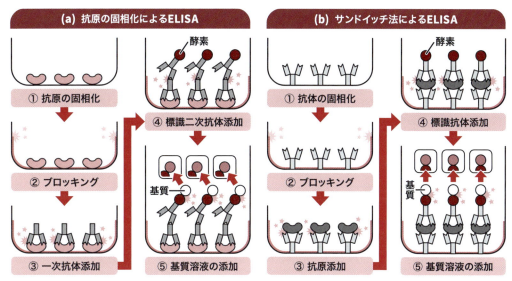

図 9.3　ELISA の原理

　たとえば，特定抗原に対するヒト血清中の抗体価を測定する場合には，① まず最初に ELISA 用プレートの各ウエルに抗原を固相化する（図 9.3 (a)）。② つぎに，ウシ血清アルブミンなどを用いてウエル内をブロッキングすることで抗体の非特異的結合を防ぐ。③ つづいて，2 倍段階希釈を行った血清（一次抗体）を加えて抗原抗体反応を行わせる。④ プレートを洗浄した後，アルカリホスファターゼなどの酵素で標識した抗ヒト IgG 抗体（二次抗体）を加えて抗原抗体反応を行わせる。⑤ 再びプレートを洗浄し，未結合の二次抗体を除去した後，基質（p-ニトロフェニルリン酸）溶液を加える。一定時間反応させることで，基質は抗体に結合しているアルカリホスファターゼにより分解され，p-ニトロフェノールを生じる。これにより基質溶液は黄色を呈し，405 nm 付近の吸光度を測定する。陰性コントロールの吸光度をもとに定めた吸光度の閾値から抗原抗体反応の陽性，陰性を判定する。陽性を示す被験血清の最大希釈倍数をもって特定抗原に対する抗体価とする。

　つぎに，ELISA を用いた血清中の特定タンパク質の定量を例にあげてみよう。① まず最初に ELISA 用プレートの各ウエルに検出したいタンパク質に対するモノクローナル抗体を固相化する（図 (b)）。② つぎにウシ血清アルブミンなどを用いてウエル内をブロッキングする。③ つづいて，適当な希釈倍数で希釈を行った血清を加えて抗原抗体反応を行わせる。④ プレートを洗浄した後，アルカリホスファターゼなどの酵素で標識した特定抗原に対するモノクローナル抗体を加えて抗原抗体反応を行わせる。ただし，ここで使用する抗体は，①で使用したモノクローナル抗体とは異なるエピトープを認識する抗体が望ましい。⑤ 未結合の抗体を除去するために再びプレートを洗浄し，基質（p-ニトロフェニルリン酸）溶液を加える。一定時間反応させることで，前述したように基質溶液は黄

色を呈し，405 nmの吸光度を測定する。このとき，2倍段階希釈した既知濃度のタンパク質抗原を同時にELISAに供すれば，そこから作成した検量線（縦軸が吸光度，横軸が抗原濃度）によって血清中のタンパク質濃度を求めることができる。本法は，抗原を抗体と抗体で挟む形になるので**サンドイッチ法**とよばれる。

このようにELISAでは酵素で標識した抗体を用いるが，アルカリホスファターゼ標識抗体のほかにペルオキシダーゼ標識抗体もよく用いられる。このときは，基質として3,3′,5,5′-テトラメチルベンジジンやo-フェニレンジアミンを用いる。

9・5　ラジオイムノアッセイ（RIA）

標的とする抗原がごく微量の場合には，検出感度を上げる必要がある。そのような場合には，^{125}Iなどの放射性同位元素を用いて抗原を定量することがある。この方法を**ラジオイムノアッセイ** radioimmunoassay（**RIA**）とよぶ。RIAでよく用いられる**競合法**では，放射性同位元素で標識した一定量の抗原（定量したい抗原を^{125}Iなどで標識したもの）と段階希釈した既知濃度の非標識抗原（定量したい抗原の非標識物）を固相化した抗体（定量したい抗原に対する抗体）に加える（図9.4）。抗原抗体反応の後に**B/F分離**を行う。その後，B中の放射線量を測定し，縦軸にB中の放射線量，横軸に非標識抗原の濃度を取って検量線を作成する。上述の一定量の標識抗原と測定用試料を同様に処理すれば，測定用試料中の抗原量をそのB中の放射線量から検量線を使って求めることができる。

B/F分離：抗体に結合した抗原［B：bond］と未結合の抗原［F：free］を分ける操作。

9・6　凝集反応

赤血球や細菌などの粒子抗原は，抗体によって架橋されることで**凝集塊**を形成する。抗原抗体反応物であるこの凝集塊は，スライドガラス上において小さな粒子状物質として肉眼で観察される。本法はABO式血液型の決定や細菌の血清型

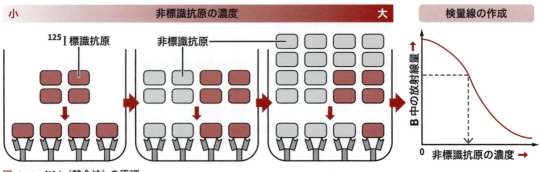

図 9.4　RIA（競合法）の原理

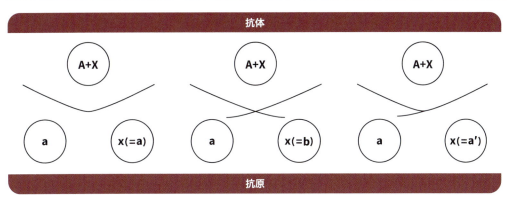

図 9.5　オクタロニー法による抗原の解析

別などに利用されている。

9·7　沈降反応

　可溶性抗原とそれに対する抗体が至適濃度で抗原抗体反応を起こした場合，生じた抗原抗体複合物は，抗体での架橋により巨大化するため不溶化し，沈降物を形成するが，これを**沈降反応**とよぶ。スライドガラス上に作製した薄い寒天ゲル層に二つの穴をあけ，一方には抗原，もう一方には抗体を加えると，抗原と抗体はそれぞれ拡散し，やがて抗原抗体反応をひき起こす。抗体過剰域と抗原過剰域では沈降反応は生じないが，抗体と抗原の平衡域では沈降反応が生じ，二つの穴の間に白い**沈降線**が確認できる。このようなゲル内沈降反応を**オクタロニー法**（二重免疫拡散法）とよぶ。

　このオクタロニー法を利用して二つの抗原の同一性を判定することができる。まず寒天ゲル層に三つの穴をあけ，一つ目には抗原 a，二つ目には抗原 x，三つ目には抗原 a に対する抗体 (A) と抗原 x に対する抗体 (X) を混合したものを加える。生じた 2 本の沈降線が融合した場合，抗原 a と抗原 x は同一のものであると判定できる (図 9.5 (左))。また，生じた沈降線が交差した場合，抗原 a と抗原 x は異なるものである（相互の抗原上に異なるエピトープを持ち合わせている）と判定できる (図 (中央))。さらに，生じた沈降線のうち抗原 x の側が融合せずにとび出している場合，抗原 x は抗原 a が持ち合わせていないエピトープを有していると判定できる (図 (右))。

9·8　免疫蛍光法

　固層に固定した細胞または組織中の特定抗原の検出に用いられる。通常，一次抗体には特定抗原に対するモノクローナル抗体を用い，フルオレセインイソチオシアナート fluorescein isothiocyanate (FITC) やフィコエリスリン phycoerythrin

（PE）をはじめとする種々の蛍光色素で標識された二次抗体によって一次抗体を結合している特定抗原の局在を蛍光顕微鏡や共焦点レーザー顕微鏡によって検出する。また，複数の一次抗体と二次抗体を用いて標本を異なる蛍光色素で二重染色，三重染色することも可能であるため，生物学分野でのこの技術の応用範囲は広く，細胞や組織内での分子局在の決定に基づく病理診断にも役立っている。

キーワードの確認・9

1. すべての抗原が免疫原性をもつとは限らないことを理解しよう。
- (1) <u>ハプテン</u> ＋ <u>担体</u> → <u>免疫原性</u>をもつ → ハプテンに対する抗体産生を誘導可能（図 9.1）
- (2) なぜ，ハプテンのみでは十分な抗体産生を誘導できないのか。→ B 細胞に取り込まれても Tfh 細胞に抗原提示されないため → B 細胞は形質細胞に分化できない。

2. <u>アジュバント</u>は，抗原の免疫原性を強化することを理解しよう。
可溶性タンパク質 → 免疫原性が弱い → フロイント不完全アジュバント，フロイント完全アジュバントなどを使えば，免疫原性を強化できる。

3. モノクローナル抗体とポリクローナル抗体の違いを理解しよう（図 9.2）。

4. 抗原および抗体の検出法の原理を理解しよう。
- (1) <u>酵素免疫測定（ELISA）</u>（図 9.3）
- (2) <u>ラジオイムノアッセイ（RIA）</u>（図 9.4）
- (3) <u>凝集反応</u>
- (4) <u>沈降反応</u> ⇒ <u>オクタロニー法</u>（図 9.5）
- (5) <u>免疫蛍光法</u>

確認問題・9

● 非ペプチド性の低分子化合物 A に対する抗体を作成するためにその化合物をウサギに免疫したが，十分な抗体が得られなかった。そこで，その化合物 A を卵白アルブミンに結合させ，さらにそれをフロイントアジュバントで乳化したものをウサギに免疫した。その結果，化合物 A に対する高い抗体価をもった血清を得ることができた。その理由を免疫学的に考えてみよう。

1. この場合，(a.　　　　　　　　　)はハプテンであるため，免疫原性をもたない。すなわち，(a)は不完全抗原である。

2. しかし，(a)に担体タンパク質として (b.　　　　　　　　) を結合させることによって，(a)は免疫原性をもつようになる。すなわち，(a)は完全抗原となる。重要なことは，用いる担体タンパク質が免疫動物であるウサギにとって抗原性をもっていることである。すなわち，担体タンパク質はウサギにとって (c.　　　) タンパク質である必要がある。

3. このように人為的に作成した完全抗原 (a と b の複合体) をウサギに注射した場合，ウサギの B 細胞はそのレセプターによって (a) 部分を認識し，抗原を取り込む。取り込まれた抗原は (d.　　　　　　　　) を受け，(b) 由来のペプチドが B 細胞の (e.　　　　　　　　　) に結合し，Tfh 細胞に提示される。その結果，Tfh 細胞は活性化され，B 細胞を (f.　　　　　　　　) に分化させ，抗体 (IgG) 産生を促す。一方，(a) のみで免疫した場合，(e) に結合するペプチドが供給されないため，Tfh 細胞を活性化することができない。結果として B 細胞は (f) に分化できないため，抗体産生を誘導することはない。

4. また，免疫抗原 (a と b の複合体) を (g.　　　　　　　　　　　　　) で乳化させたものを免疫した場合，抗原が抗原提示細胞へ持続的に取り込まれ，抗体産生系を長期にわたって刺激できるため，(a) に対する高い抗体価をもった血清を得ることができるものと考えられる。

　　解答：a. 低分子化合物 A，b. 卵白アルブミン，c. 異種，d. プロセッシング，
　　　　　e. MHC クラス II 分子，f. 形質細胞，g. フロイントアジュバント。

10

基礎免疫学編の要約

● 骨髄中の造血幹細胞由来白血球の特徴が理解できたか？　　1・1 節

● リンパ組織とはどのような組織か理解できたか？　　1・2，1・3 節

● 自然免疫のしくみが理解できたか？　　2・1～2・3 節

● B 細胞を中心とした免疫応答（液性免疫応答）について理解できたか？
　 a. 　B 細胞レセプター（抗体分子）の構造，種類，特徴，多様性の獲得
　　　 3・1，3・2，4・1，4・3 節
　 b. 　B 細胞の分化過程　　6・1 節
　 c. 　ナイーブ B 細胞が形質細胞になるまでの場所とその過程　　8・1，8・2 節
　 d. 　抗体のイソタイプスイッチと生体防御における抗体の役割　　4・3・4 項，
　　　 7・2・3 項，8・1，8・3，8・4 節
　 e. 　Fc レセプターを保有した免疫細胞の役割　　8・5 節

● T 細胞を中心とした免疫応答（細胞性免疫応答）について理解できたか？
　 a. 　T 細胞レセプターの構造，種類，特徴，多様性の獲得　　3・3，3・4 節，
　　　 4・2 節
　 b. 　抗原提示のしくみと MHC 分子が多様性をもつ理由　　5・1，5・2 節
　 c. 　T 細胞の分化過程　　6・2～6・4 節
　 d. 　ナイーブ T 細胞がエフェクター T 細胞になるまでの場所とその過程
　　　 7・1 節
　 e. 　エフェクター T 細胞の性状，機能　　7・2～7・4 節

● 補体活性化の引き金と役割について説明できるか？　　2・2 節

- Toll 様レセプターとはなにか？　2・3・1 項

- 敗血症の発症機構と病態について説明できるか？　2・3・5 項

- ウイルス感染に対する I 型インターフェロンの役割を説明できるか？　2・3・7 項

- バーネットのクローン選択説とはなにか？　4・3・3 項

- 樹状細胞のクロスプレゼンテーション機能とその意義を説明できるか？　5・1・4 項

- 胸腺非依存性抗原に対する抗体産生について理解できたか？　8・2 節

- 低分子化合物に対する抗体の誘導法について説明できるか？　9・1，9・2 節

- モノクローナル抗体とはなにか？　9・3 節

- 抗体を用いた抗原の検出法について説明できるか？　9・4〜9・8 節

最終確認　私たちがウイルス感染や細菌感染を受けたとき，体の中の免疫システムはどのような機構でそれらを発見し，感染を終息へと向かわせるのか？　自然免疫応答，液性免疫応答，そして細胞性免疫応答に分けて，これまで学んできた知識を用いて説明してみよう！

臨床免疫学編

11 過敏反応とアレルギー

12 自己免疫疾患

13 移植免疫

14 先天性免疫不全症

15 腫瘍免疫

16 ワクチン

17 臨床免疫学編の要約

11

過敏反応とアレルギー

アレルギーは，"本来ならば無害であるはずの抗原に対する免疫反応によって起こる疾患"と位置づけられており，**過敏反応**に属する免疫反応の一つである。過敏反応は，ゲル Gell とクームス Coombs により四つのタイプに分類されている。各タイプの過敏反応と代表的なアレルギー疾患について整理しておこう。

11·1　Ⅰ型過敏反応

　マスト（肥満）**細胞**上の高親和性 IgE レセプター（**FcεR Ⅰ**）に結合している IgE に侵入してきた抗原（アレルギーをひき起こす抗原を**アレルゲン**という）が結合することによって**脱顆粒**が生じ，ヒスタミンをはじめとしたケミカルメディエーターが放出される（図 8.5 参照）。これによって血管拡張，血管透過性の亢進，平滑筋収縮，粘液分泌の亢進などが起き，炎症が誘発される。抗原が侵入してから約 30 分以内に症状が現れることから，このタイプの過敏反応は**即時型アレルギー**ともよばれる。

　疾患例としては，**全身性アナフィラキシー**，**蕁麻疹**，**アレルギー性鼻炎**，**気管支喘息**などがあげられる。マスト細胞は，定着している組織の違いによって粘膜型（粘膜に存在するマスト細胞）と結合組織型（皮膚および血管周囲の結合組織に存在するマスト細胞）に分けられるが，脱顆粒をひき起こしたマスト細胞の局在部位によって局所的または全身性の過敏反応としての症状が現れる。

　即時型の症状が消失した後，**約 6〜8 時間**で再び症状が現れることがあるが，これを**遅発性炎症反応**という。これは脱顆粒が刺激となって，マスト細胞で新たに産生されたアラキドン酸代謝物のロイコトリエン leukotriene C_4（LTC_4），LTD_4，LTE_4，プロスタグランジン prostaglandin D_2（PGD_2），$PDF_2\alpha$，トロンボキサン thromboxane A_2（TXA_2）のほか，血小板活性化因子 platelet activating factor（PAF）やサイトカイン（IL-4，IL-5，IL-13，IL-33）などが原因となって誘導される。これらの物質は，気道収縮，血管拡張，血管透過性の亢進，Th2 細

胞応答の増強, 好酸球の動員などを介して炎症反応を誘導する。

　気管支喘息, アレルギー性鼻炎, アトピー性皮膚炎などでみられる**慢性炎症**がその例であり, 炎症部位には顕著な**好酸球浸潤**もしくは好酸球の顆粒成分が認められる。その顆粒成分のうち, 主要塩基性タンパク質 major basic protein (MBP) や好酸球陽イオンタンパク質 eosinophil cationic protein (ECP) は組織傷害活性をもち, またロイコトリエンや PAF は気道収縮や血管透過性を亢進することで病態を修飾する。

　I 型過敏反応を頻繁にひき起こす患者は, 一般的に **Th2 細胞の分化が亢進した状態**にあることが多い。その結果, Th2 サイトカインの作用により, マスト細胞や好酸球の分化も亢進し, その特徴的な病態を形成する。また, IgE 産生の亢進に関しても, 濾胞性ヘルパー T (Tfh) 細胞由来の IL-4 に加えて Th2 細胞由来の IL-4 が B 細胞に作用することで IgE へのイソタイプスイッチが促進された結果であると説明できる (7・2・3 項参照)。

11・2　II 型過敏反応

　IgG または IgM が細胞表面に結合し, 補体が活性化する。その結果, 細胞は膜侵襲複合体の作用を受けたり, Fc レセプターと補体レセプターを介してマクロファージに認識され, 傷害される。いわゆる抗体を介した**細胞傷害型**の過敏反応がこのタイプである。

　例として, **血液型不適合輸血**のさいに起こる赤血球の溶血や**新生児溶血性貧血**などがある。後者の例では, IgG 型の抗 D 抗体 (Rh 血液型抗原の一つである D 抗原に対する抗体) を有する Rh 陰性の母親が Rh 陽性の胎児 (第 2 子) を妊娠したとき, 胎盤を通して母親の抗 D 抗体が胎児に移行し, 胎児の赤血球に結合することで溶血がひき起こされる。この母親の抗 D 抗体は, Rh 陽性の第 1 子の分娩時に子の赤血球が母体に混入した結果として産生されたものである。そのほかの例として, ペニシリン (抗生物質), キニジン (抗不整脈薬), メチルドパ (降圧薬) を服用している患者でみられる**溶血性貧血, 血小板減少症**などがあげられる。この場合, 薬物に対する IgG または IgM 抗体が産生され, それが薬物を結合した赤血球や血小板に反応する。抗体を結合した赤血球や血小板は, 膜侵襲複合体によって破壊されるか, 脾臓中のマクロファージによって除去されることになる。

11・3　III 型過敏反応

　可溶性の抗原と抗体 (IgG または IgM) が結合して形成された免疫複合体が, さまざまな組織や臓器に沈着する。その結果, 沈着部位で補体の活性化が起き,

アナフィラトキシン（C3a，C5a）の作用によって遊走してきた貪食細胞が組織や臓器を傷害する。II型過敏反応が細胞傷害型であるのに対して，III型過敏反応は**組織沈着型**であると記憶したい。

　例として**アルツス反応**や**血清病**があげられる。アルツス反応では，局所（皮膚や肺胞）に侵入した抗原が IgG 抗体と結合し，免疫複合体としてその場所に沈着する。つづいて補体の活性化が起こり，アナフィラトキシンの作用によって炎症が誘発される。また，皮膚などの局所では，生じた C5a の作用によってマスト細胞は FcγR III を介して免疫複合体を認識することが可能となる。これによってマスト細胞は脱顆粒を起こし，その顆粒成分により炎症が誘発される。

　アルツス反応が局所的な反応であるのに対して，血清病では全身的な反応が起こる。血清病は，再生不良性貧血の治療に用いる**抗ヒト T リンパ球ウサギ免疫グロブリン**や**抗ヒト胸腺細胞ウサギ免疫グロブリン**の使用によってひき起こされる。これらの免疫グロブリンは，ヒトにとって外来抗原であるため，投与された患者の血清中には，それらに対する抗体が生じる。その結果，投与された免疫グロブリンとそれに対する抗体が，患者の血清中で免疫複合体を形成する。これが血管壁，腎臓，関節に沈着することで補体の活性化とそれにつづく炎症が誘発され，血管炎，腎炎，関節炎などが起こり，これを血清病とよぶ。これらの反応はすべて一過性であり，貪食細胞によって免疫複合体が処理されると症状も消失する。

11·4　IV 型過敏反応

　抗原が侵入局所の抗原提示細胞に取り込まれ，T 細胞に抗原が提示される。その抗原を認識した T 細胞が主体となって起こす免疫反応がこのタイプである。したがって，IV 型過敏反応ではこれまでの過敏反応とは異なり，抗原抗体反応は関与せず，**細胞性免疫**が主体となる。この反応は，抗原が侵入してから炎症が誘発されるまでに時間がかかるため，**遅延型過敏反応**ともよばれる。

　例として**ツベルクリン反応**や**接触性皮膚炎**などがあげれれる。ツベルクリン反応では少量のツベルクリン液（結核菌培養ろ液から精製したタンパク質抗原 purified protein derivative：PPD）を皮内に注射する。タンパク質抗原は皮内の抗原提示細胞に取り込まれ，周囲の Th1 細胞に抗原を提示する。その結果，Th1 細胞はインターフェロン（IFN）-γ や腫瘍壊死因子（TNF）-α などの炎症性サイトカイン，単球や T 細胞の遊走にかかわるケモカイン（MIP-1α/CCL3，RANTES/CCL5）を産生し，マクロファージおよび T 細胞を中心とした炎症が誘導される。この炎症は，ツベルクリン液を注射してから**約 48～72 時間後**に最大となる発赤や腫れによって確認できる。発赤の直径が 10 mm 以上であれば，結核菌に対する防御免疫能を有していると判定される。

接触性皮膚炎には，Th1細胞が主体となって誘導されるものと細胞傷害性T(Tc)細胞が主体となって誘導されるものがある。前者の例としては，ニッケル(Ni^{2+})，コバルト(Co^{2+})，クロム(Cr^{6+})などの陽イオンに対して起こる**金属アレルギー**があげられる。これらの金属イオンは，抗原提示細胞の主要組織適合遺伝子複合体(MHC)クラスII分子に結合する自己タンパク質由来のペプチドを修飾し，Th1細胞によって認識されると考えられている。抗原認識をしたTh1細胞は，IFN-γなどのサイトカインを産生し，ケラチノサイトを刺激することでIL-1やTNF-αなどの炎症性サイトカイン，Th1細胞の遊走にかかわるCXCL9，CXCL11，さらに単球の遊走にかかわるケモカインなどを産生し，Th1細胞およびマクロファージを中心とした皮膚炎症を誘導する。

一方，Tc細胞によって誘導される接触性皮膚炎の原因物質として**ウルシ**(漆)があげられる。ウルシに含まれるウルシオールは脂溶性であるため，ケラチノサイトの細胞膜を通過してペンタデカカテコールで細胞質内タンパク質を修飾する。この修飾された自己タンパク質由来のペプチドがMHCクラスI分子に結合し，Tc細胞がそれを認識することでケラチノサイトを傷害して皮膚炎を誘発する。

ウルシオール：複数のペンタデカカテコールの混合物。

11・5　アレルギー疾患と治療

代表的なアレルギー疾患について，その原因と治療法を整理しておこう。

11・5・1　アナフィラキシー

原因物質として抗生物質，抗血清，ホルモン，非ステロイド系抗炎症薬，血液成分，ハチ毒，ヘビ毒，食物などがある。発症機序は，一部を除いてI型過敏反応で説明できる。急激な血圧低下と上下気道閉塞を軽減するために第一選択薬としてエピネフリンを用いる。またその後，第二選択薬として下気道狭窄には気管支拡張薬(β_2アドレナリン受容体刺激薬)，全身搔痒・蕁麻疹・咽頭浮腫には抗ヒスタミン薬，遅発性ショックの予防にはステロイド薬を用いる。

11・5・2　気管支喘息

さまざまなアレルゲンが原因となり，I型過敏反応機序で起こる。さらに遅発性炎症が誘発し，加えて気道粘膜に細菌が定着することで症状の増悪化と慢性化が進む。急性期の症状を緩和するためには，気管支拡張薬(β_2刺激薬，テオフィリン薬，抗コリン薬)が用いられ，また遅発性炎症を予防するために吸入ステロイド薬が使用される。そのほかにロイコトリエン(LT)受容体拮抗薬やTXA_2合成阻害薬，TXA_2受容体拮抗薬，難治性患者に対しては抗IgE抗体の**オマリズマブ**や抗IL-5抗体の**メポリズマブ**なども用いられる。

11・5・3　アレルギー性鼻炎および花粉症

気管支喘息同様，さまざまなアレルゲン（花粉症の場合は花粉）が原因となり，Ⅰ型過敏反応機序とそれにつづく遅発性炎症の誘導によって病態が形成される。症状の緩和に向けて重要なことは，アレルゲンを回避することである。また古くから行われている減感作療法では，アレルゲンを少量から少しずつ増やしながら，繰り返し患者に皮下投与する手法が用いられてきた。現在ではアレルゲンを舌下に投与する方法も用いられるようになったが，その効果の発現は制御性T（Treg）細胞の誘導によるものであると考えられている。薬物療法としては，メディエーター遊離抑制薬，第二世代抗ヒスタミン薬，鼻閉に対する効果が高いLT受容体拮抗薬などが用いられる。また，点鼻薬として第二世代抗ヒスタミン薬，血管収縮薬，ステロイド薬が用いられる。

11・5・4　アトピー性皮膚炎

気管支喘息，アレルギー性鼻炎同様，さまざまなアレルゲンが原因となり，Ⅰ型過敏反応機序とそれにつづく遅発性炎症の誘導によって病態が形成される。皮膚に定着する細菌が増悪因子となるため，十分なスキンケアと保湿が重要である。薬物療法としては，メディエーター遊離抑制薬，第二世代抗ヒスタミン薬，ステロイド薬，免疫抑制薬などが用いられる。また，アレルギー性鼻炎や気管支喘息の場合と同様にTh2サイトカイン阻害薬が用いられることもある。

11・5・5　薬物アレルギー

さまざまなタイプの過敏反応が含まれる。たとえば，アナフィラキシー反応を伴う場合にはⅠ型過敏反応，溶血性貧血や血小板減少症を伴う場合にはⅡ型過敏反応，免疫複合体型の溶血性貧血を伴う場合にはⅢ型過敏反応，接触性皮膚炎を伴う場合にはⅣ型過敏反応でその機序が説明できる。出現する一般的な症状には，アナフィラキシー，薬疹，剥奪性皮膚炎，薬物熱などがある。治療は基本的に対症療法になるが，疑わしい薬物投与の中止，アレルギー症状とその重篤度に応じた対症療法，予想される合併症への対策，回復後に投与する安全な薬物の選択が重要となる。

まれな重症薬疹として**スティーブンス-ジョンソン症候群** Stevens-Johnson syndrome や**中毒性表皮壊死症**（toxic epidermal necrolysis）が知られている。これらの薬疹の発症機序としてCD8$^+$T細胞，薬物に対する抗体，可溶性Fasリガンド，グラニュリシン，炎症性サイトカインなどの存在が深くかかわっていることが明らかとなっている。それに伴い，ステロイドの全身投与，免疫グロブリン大量静注療法（intravenous immunoglobulin［IVIG］療法），血漿交換療法，シクロスポリンの投与，インフリキシマブの投与などが治療法として用いられてい

る。IVIG 療法は，12 章で述べる自己免疫疾患や原因不明の炎症性疾患の治療にも用いられるが，その作用機序には，病因となっている抗体の中和やクリアランスの亢進が含まれると考えられている。ほかにも自然免疫系や適応免疫系へのさまざまな免疫調節機構を通してその治療効果を発揮すると考えられているが，詳細については不明な点が多い。

キーワードの確認・11

アレルギーと過敏反応：アレルギーは，過敏反応に属する免疫応答の一つであり，四つのタイプに分類される。

1. **Ⅰ型過敏反応**
   (1) マスト細胞上の FcεRⅠに結合している IgE に侵入してきた抗原が結合することによって開始される → 脱顆粒 → 急性炎症反応（即時型）
   ＊ B 細胞の IgE へのイソタイプスイッチは，Tfh 細胞によって開始され，おそらく Th2 細胞の出現によって増大する。
   例：全身性アナフィラキシー，蕁麻疹，アレルギー性鼻炎，気管支喘息
   (2) つづいて炎症部位に Th2 細胞，単球，好酸球，好塩基球が動員される → 遅発性炎症反応
   例：気管支喘息，アレルギー性鼻炎，アトピー性皮膚炎での慢性炎症

2. **Ⅱ型過敏反応（細胞傷害型）**
   抗体が細胞表面に結合 → 補体の活性化 → Fc レセプターと補体レセプターを介して脾臓中のマクロファージにより除去
   例：血液型不適合輸血の際の溶血，新生児溶血性貧血，ペニシリン（抗生物質），キニジン（抗不整脈薬），メチルドパ（降圧薬）などの服用時にみられる溶血性貧血や血小板減少症。

3. **Ⅲ型過敏反応（組織沈着型）**
   可溶性の抗原と抗体が結合 → 組織（皮膚や肺胞などの局所，血管壁，腎臓，関節）に沈着 → 補体の活性化 → アナフィラトキシン（C3a, C5a）の放出 → 炎症の誘発（血管透過性の亢進，食細胞の遊走）
   ＊ 皮膚での局所症状の発現にはマスト細胞が関与している。
   例：アルツス反応，血清病

4. **Ⅳ型過敏反応（遅延型過敏反応）**
   (1) 抗原が局所の抗原提示細胞に取り込まれる → Th1 細胞が抗原を認識

→ サイトカインやケモカインの放出 → T細胞，マクロファージが抗原侵入部位に遊走 → 炎症

例：ツベルクリン反応

(2) 金属アレルギーなどの接触性皮膚炎

金属イオン → 真皮中の抗原提示細胞の MHC クラスⅡ分子に結合する自己ペプチドを修飾 → Th1細胞がそれを認識 → IFN-γ 産生 → <u>ケラチノサイトを刺激</u> → 炎症性サイトカインやケモカインを産生 → <u>炎症</u>

(3) ウルシ（漆）による接触性皮膚炎

ウルシオール中のペンタデカカテコール → ケラチノサイト内のタンパク質（自己タンパク質）に結合 → 修飾された自己ペプチドがケラチノサイトの MHC クラスⅠ分子に結合 → <u>Tc細胞</u>がそれを認識 → <u>ケラチノサイトを傷害</u>

確認問題・11

● 四つの型の過敏反応を整理してみよう。

1. <u>Ⅰ型過敏反応</u>は (a.) 細胞上の高親和性 (b.) に結合している (c.) 抗体に，侵入してきた抗原が結合することにより (d.) が起こり，即時型の炎症反応が誘導される。その例としては，(e.)，(f.)，(g.)，(h.) などがある。また，即時型の症状が消失した後に，(i.) 性炎症を特徴とする (j.) 反応が現れることがある。

解答：a. マスト，b. IgE レセプター，c. IgE，d. 脱顆粒，e. 全身性アナフィラキシー，f. 蕁麻疹，g. アレルギー性鼻炎，h. 気管支喘息，i. 好酸球，j. 遅発性炎症。

2. <u>Ⅱ型過敏反応</u>では (a.) を例にとると，薬物に対する (b.) が (c.) に結合している薬物に結合し，(d.) の活性化が起こる。その結果，(c) は (e.) と (f.) を介して脾臓中の (g.) によって除去されるため，貧血をひき起こす。

解答：a. 溶血性貧血，b. 抗体，c. 赤血球，d. 補体，e. Fc レセプター，f. 補体レセプター（CR1），g. マクロファージ。

3. <u>Ⅲ型過敏反応</u>では (a.) と (b.) が結合したものが組織に沈着し，そこで (c.) の活性化が起こり，炎症が誘導される。その例としては，(d.)，(e.) などがある。

解答：a. 可溶性の抗原，b. 抗体，c. 補体，d. アルツス反応，e. 血清病。

116   11章　過敏反応とアレルギー

4. IV型過敏反応では局所に侵入した (a.　　　　) が (b.　　　　　　　) に取り込ま
   れ, (c.　　　　　) に提示される。その結果, (c) は種々の (d.
) や (e.　　　　　　) を放出し, マクロファージおよび T 細胞を中心とした炎
   症細胞を局所に遊走させる。その例としては, (f.　　　　　　　　　　) がある。こ
   のタイプの過敏症はほかのタイプと異なり, 反応が現れるまでの時間が 24～48 時間と長
   いため, (g.　　　　) 過敏反応ともよばれる。また, 金属イオンの皮膚透過を原因とす
   る (h.　　　　　　) も IV型過敏反応に属する。さらに, (h) の中にはウルシに
   よるかぶれのように (i.　　　　　　　　　　) による組織傷害を原因とするものも
   ある。

   解答：a. 抗原, b. 抗原提示細胞, c. Th1 細胞, d. サイトカイン, e. ケモカイン,
   　　　f. ツベルクリン反応, g. 遅延型, h. 接触性皮膚炎, i. 細胞傷害性 T 細胞。

12

自己免疫疾患

自己免疫疾患は，外来抗原に対する特異的な適応免疫が，自己に対して成立した場合に発生する。その免疫機序は，過敏反応のタイプによって説明できる。代表的な自己免疫疾患について整理しておこう。

12・1 自己免疫性溶血貧血

赤血球の表面抗原である **Rh 血液型抗原** や **I 抗原** に対する自己抗体（IgG，IgM）が赤血球に結合し，補体の活性化，補体レセプター（CR1）や Fcγ レセプター（FcγR）を介する貪食細胞への取り込みによって赤血球の破壊が起き，貧血をひき起こす。この疾患は，抗体を介する細胞傷害型の免疫反応の結果であるため，その機構は **Ⅱ型過敏反応** 機序で説明できる。治療にはステロイド薬が用いられるが，効果が不十分な場合には摘脾術や免疫抑制薬の投与が行われる。

12・2 自己免疫性血小板減少性紫斑病

血小板の表面に存在する **血小板インテグリン GpⅡb/Ⅲa** に対する自己抗体（IgG）が血小板に結合し，補体の活性化，CR1 や FcγR を介した貪食細胞への取り込みによって血小板が破壊され，出血症状をひき起こす。この疾患も抗体を介する細胞傷害型の免疫反応の結果であるため，その機構は **Ⅱ型過敏反応** 機序で説明できる。特発性血小板減少性紫斑病の患者では，胃内のピロリ菌の定着が陽性の場合，抗菌剤での除去が約 50% の有効率を示すことが知られているが，これはピロリ菌に対する抗体が血小板表面の抗原に対して交差反応性を示すためであると考えられている。しかし，除菌療法の効果がない患者やピロリ菌陰性患者の治療には，ステロイド薬が用いられる。その効果が不十分な場合には，摘脾術，血小板造血刺激因子製剤のトロンボポエチン受容体作動薬の投与，免疫抑制薬の投与，免疫グロブリン大量静注療法（IVIG 療法）などが行われる。

12・3　橋　本　病

甲状腺に特異的な抗原である**チログロブリン**や**甲状腺ペルオキシダーゼ**に対する自己抗体が原因となり，**II型過敏反応**機序で甲状腺腫をひき起こす。男女比は1：20～30で女性に多く発症し，約30%の患者に甲状腺機能の低下が認められる。それに伴い，むくみ，皮膚の乾燥，発汗減少，無力感，便秘などの症状が現れる。甲状腺ホルモンが低下している場合には，合成甲状腺ホルモンであるレボチロキシンナトリウム（T_4）を投与する。

12・4　グッドパスチャー症候群

腎臓の糸球体基底膜に発現する**IV型コラーゲン**の非コラーゲンドメインに対する自己抗体（IgG，まれに IgA または IgM）が原因となり，**II型過敏反応**機序で糸球体腎炎と息切れ，咳嗽などの呼吸器症状を伴う肺出血をひき起こす。治療にはステロイド薬や免疫抑制薬の投与，血漿交換療法などが用いられる。

12・5　バセドウ病（グレーブス病）

甲状腺濾胞の濾胞上皮細胞に発現する甲状腺刺激ホルモン thyroid stimulating hormone（**TSH**）**レセプター**に対する自己抗体が，TSH レセプターを刺激して，濾胞上皮細胞から過剰の甲状腺ホルモン（トリヨードチロニン $[T_3]$，チロキシン $[T_4]$）を産生し，甲状腺機能を亢進する。このように，抗レセプター抗体がレセプターに結合することによって生体の機能が亢進または阻害される場合，これをII型過敏反応の特殊型である**V型過敏反応**として新たなタイプの過敏反応に分類するようになった。

健常人では，脳下垂体から分泌される TSH が濾胞上皮細胞上の TSH レセプターに結合し，甲状腺ホルモンを放出させ，その甲状腺ホルモンが脳下垂体にフィードバック抑制をかけ，TSH の分泌を抑制している。しかし，バセドウ病患者における甲状腺ホルモンの放出は，抗 TSH レセプター抗体依存性であるため，脳下垂体からの TSH 分泌には依存していない。むしろ，甲状腺ホルモンの過剰な放出により TSH 分泌は抑制されており，**血中 TSH 濃度は低下**している。

特徴的な症状は，びまん性甲状腺腫，眼球突出，頻脈であり，そのほかに発汗増加，体重減少，手指振戦などがみられる。治療にはメルカゾールやチウラジールなどの抗甲状腺薬の投与，放射性ヨウ素の投与，甲状腺摘除術などが用いられる。

12・6 重症筋無力症

　約 85% の患者で神経筋接合部のニコチン性**アセチルコリンレセプター**に対する自己抗体が原因となっている。この抗体は，レセプターに結合するがアゴニストとしては作用せず，レセプターは細胞内に取り込まれて分解されてしまう。その結果，筋表層のレセプターの数は減少してしまい，神経終末から放出されるアセチルコリンに対して低反応となり，十分な Na^+ 流入が起こらず筋収縮が阻害される。また，抗アセチルコリンレセプター抗体が陰性であり，筋特異的受容体型チロシンキナーゼ muscle-specific receptor tyrosine kinase (MuSK) に対する抗体を原因とする患者が約 5 ～10% 存在するが，こちらもレセプターに抗体が結合した結果，レセプターが減少することが原因になると考えられる。この疾患の機構も，レセプターに対する抗体が生体機能に影響を及ぼしたことに基づくため，**V型過敏反応**機序に分類される。治療には，ステロイド薬や免疫抑制薬の投与，胸腺摘出術，血漿交換，IVIG 療法などが用いられる。

12・7　1 型 糖 尿 病

　かつてはインスリン依存性糖尿病ともよばれたが，全糖尿病患者の 5% 程度を占めている。**膵ランゲルハンス島の β 細胞を破壊する細胞傷害性 T 細胞**が原因となり，**IV型過敏反応**機序によってひき起こされる疾患である。また，β 細胞に発現している抗原に対する自己抗体も検出されることがあるため，**II 型過敏反応**機序による β 細胞の破壊も関与している可能性がある。発症年齢は 25 歳以下であることが多く，初期症状として喉の渇き，多飲・多尿，体重の減少などが認められる。β 細胞の破壊によりインスリンはほとんど分泌されないため，治療にはインスリンの投与を行う。

12・8　多発性硬化症

　ミエリン（髄鞘）塩基性タンパク質，プロテオリピッドタンパク質，オリゴデンドロサイト糖タンパク質などの中枢神経系**ミエリン抗原**に対する T 細胞性の免疫応答によってひき起こされる慢性炎症性脱髄疾患である。したがって，その発症機序は**IV型過敏反応**で説明され，患者の男女比は 1：2～3 で女性に多く発症する。病巣にはリンパ球やマクロファージの浸潤があり，炎症と脱髄の誘導には Th1 細胞が重要な役割を果たしていると考えられてきたが，最近では Th17 細胞の関与が注目されている。おもな症状としては，視力障害，四肢の麻痺，感覚障害，膀胱直腸障害などが認められる。

120　12章　自己免疫疾患

治療にはステロイド薬（パルス療法），インターフェロンβ（再発予防），フィンゴリモド（免疫抑制薬，再発予防），ナタリズマブ（α4インテグリンに対するヒト化モノクローナル抗体（再発予防，進行抑制））などが用いられる。インターフェロンβ（IFN-β）は，抗原提示細胞に作用してその抗原提示能を抑制したり，インターロイキン（IL）-12産生を抑制することでTh1細胞分化を阻害し，さらに活性化された自己反応性T細胞の血液脳関門通過を阻止することでその薬効を発揮すると考えられている。フィンゴリモドは，リンパ節からのTh1細胞およびTh17細胞を含むリンパ球の移出を阻害し，中枢神経系組織へのリンパ球浸潤を抑制すると考えられている。ナタリズマブは，Tリンパ球を含む活性化炎症細胞表面のα4β1インテグリン（VLA-4）に結合し，血管内皮細胞表面の**VCAM-1**への接着を阻害することで，それら炎症細胞の血液脳関門通過を抑制すると考えられている。

VCAM-1：免疫グロブリンスーパーファミリーに属する接着分子。ICAM-1と異なり，未刺激の血管内皮細胞上にはほとんど存在せず，IL-1やTNF-αのような炎症性サイトカインの刺激によって初めて誘導される。

12・9　全身性エリテマトーデス

本疾患は英語でsystemic lupus erythematosusと表記されるため，その頭文字をとって**SLE**とよばれる。おもに**核内タンパク質**，二本鎖DNA（**dsDNA**），**ヒストン**，**リボソーム**などの細胞成分に対する自己抗体が原因となり，生じた免疫複合体が腎糸球体，関節，中枢神経周囲の小血管などに沈着し，補体の活性化が起こることで炎症が誘導される。いわゆる**Ⅲ型過敏反応**機序で説明できる疾患であり，その男女比は1：10〜20と女性に多く発症する。症状は多彩であり，発熱，倦怠感，皮膚症状（蝶型紅斑），日光過敏症，関節炎，糸球体腎炎（**ループス腎炎**），神経精神症状，心血管症状，肺症状，消化器症状，造血器症状などを呈する。患者から検出されるおもな自己抗体は，抗dsDNA抗体，抗ヒストン抗体，抗Sm抗体，抗RNP抗体，抗SS-A抗体，抗リボソームP抗体などである。また，患者の血清中にはループスアンチコアグラントや抗カルジオリピン（リン脂質）抗体が検出されることもあり，梅毒血清反応の生物学的偽陽性を示すことがある。治療には，非ステロイド性消炎鎮痛薬（NSAIDs），ステロイド薬，免疫抑制薬が用いられる。

12・10　関節リウマチ

関節を被っている**滑膜**という組織に存在する抗原に対するT細胞性の免疫応答が引き金となる。滑膜中でCD4$^+$T細胞によって活性化されたマクロファージは，IL-1，**IL-6**，**腫瘍壊死因子**（**TNF**）-αなどの炎症性サイトカインを産生する。IL-1は，滑膜細胞の増殖，骨破壊，T細胞の活性化を誘導する。滑膜組織にはB細胞も存在するが，IL-6はB細胞の増殖を促進し，**リウマトイド因子**とよばれ

る免疫グロブリンの産生を高める。リウマトイド因子は，IgG の Fc 部分を認識する自己抗体（血清中では IgM 型が優位で，関節組織中では IgG 型が優位）であり，約 80％の患者で陽性を示す。とくに IgG 型のリウマトイド因子が産生された場合には，抗原抗体反応により自己凝集を起こし，関節組織中に沈着して補体の活性化を誘導する。これにより好中球性の炎症が誘導されることになる。また，IL-6 は，CD4 陽性 T 細胞に対してトランスフォーミング増殖因子（TGF）-β とともにはたらくことで Th17 細胞の分化を促進する（7・2・4 項参照）。TNF-α および IL-6 は，滑膜中の滑膜表層細胞や線維芽細胞に作用し，組織傷害を起こすマトリックスメタロプロテアーゼの産生を誘導する。さらに，両サイトカインは Th17 細胞由来の IL-17 とともに T 細胞，滑膜線維芽細胞，骨芽細胞に作用し，RANK リガンド（receptor activator of NF-κB ligand：RANKL）を発現させる。RANKL は，そのレセプターの RANK に結合することによって破骨細胞を分化誘導，活性化し，活性化された破骨細胞は，関節の軟骨組織を破壊（溶かして吸収）する。このように関節リウマチの病態は，**IV型およびIII型過敏反応**機序によって形成され，患者の男女比は，1：3〜4 で女性に多く発症する。

　治療には，免疫調節薬（ブシラミン，サラゾスルファピリジン），免疫抑制薬（メトトレキサート，レフルノミド），生物学的製剤（インフリキシマブ，トシリズマブ）が用いられる。**インフリキシマブ**は抗ヒト TNF-α モノクローナル抗体であり，可変部がマウス由来，定常部がヒト由来の**キメラ型モノクローナル抗体**（〜キシマブで終わる）である。したがって投与するさいには，可変部に対する抗体が産生されるのを防ぐために，免疫抑制薬のメトトレキサートを併用する必要がある。そのほかの抗 TNF-α モノクローナル抗体として**アダリムマブ**と**ゴリムマブ**がある。両抗体は**完全ヒト型モノクローナル抗体**（〜ムマブで終わる）であるため，メトトレキサートの併用は必須ではない。もう一つの TNF-α 阻害薬に**エタネルセプト**がある。これは，ヒト型可溶性 TNF 受容体とヒト免疫グロブリン IgG 1 の Fc 部分を結合させた遺伝子組換え型の融合タンパク質である。これも完全ヒト型製剤であるため，メトトレキサートの併用は必須ではない。一方，**トシリズマブ**は，抗ヒト IL-6 受容体モノクローナル抗体であり，IL-6 とその受容体の結合を阻害することによって IL-6 の生物学的作用を抑制する。こちらの抗体は完全ヒト型ではなく，**ヒト化モノクローナル抗体**（可変部の CDR 領域はマウス由来であるが，その他の部分はヒト由来，〜ズマブで終わる）であるが，メトトレキサートの併用は必須ではない。また，モノクローナル抗体製剤の投与中または投与開始後 24 時間以内に，**インフュージョン リアクション**とよばれる症状が現れることがあるので注意を要する。このインフュージョン リアクションは，とくにキメラ抗体やヒト化抗体を用いたときに出現頻度が高いようである。さらに，T 細胞の活性化を抑制する製剤として**アバタセプト**がある。本薬剤は，ヒト型 CTLA-4 の細胞外ドメインとヒト IgG 1 の Fc 部分を結合させた遺伝

インフュージョン リアクション：血圧低下，悪寒，発熱，呼吸困難，発疹，気管支攣縮などの過敏反応。

子組換え融合タンパク質である。アバタセプトは，抗原提示細胞表面の CD80/
CD86 に結合することで CD28 を介した T 細胞への補助シグナルを阻害する。その結果，T 細胞の増殖を抑制し，TNF-α や IFN-γ などのサイトカイン産生も阻害する。さらにマトリックスメタロプロテアーゼや種々の炎症性メディエーターの産生を抑制することで薬効を発揮する。

12・11　そのほかの自己免疫疾患

自己反応性抗体や自己反応性 T 細胞の存在が明らかになっているそのほかの自己免疫疾患についても整理しておこう。

a. 多発性筋炎・皮膚筋炎

原因）　細胞質内のアミノアシル tRNA 合成酵素に対する抗 Jo-1 抗体，筋組織に対する細胞傷害性 T 細胞

症状）　筋力低下，皮膚紅斑，関節痛，間質性肺炎

治療）　ステロイド，シクロホスファミド，アザチオプリン，メトトレキサート，シクロスポリン

b. シェーングレン症候群

原因）　細胞質成分に対する抗 SS-A/Ro 抗体，抗 SS-B/La 抗体

症状）　乾燥性角結膜炎（ドライアイ），慢性唾液腺炎（ドライマウス）

治療）　NSAIDs（関節痛），ステロイド（間質性肺炎，腎炎）

c. クリオグロブリン血漿

原因）　Ⅰ型（全体の 10～15% を占める）：モノクローナル免疫グロブリン（IgG または IgM）[マクログロブリン血症，多発性骨髄腫と関連]
Ⅱ型（全体の 50～60% を占める）：ポリクローナル IgG とモノクローナル IgM [膠原病，C 型肝炎ウイルス感染と関連]
Ⅲ型（全体の 30～40% を占める）：二つのポリクローナル免疫グロブリン（IgG および IgM）[膠原病，ウイルス感染，細菌感染と関連]

症状）　全身性血管炎

治療）　インターフェロン，ステロイド，免疫抑制薬，血漿濾過療法，血漿交換療法

＊　クリオグロブリンは，37℃より低い温度で沈殿する性質をもつ免疫グロブリンである。Ⅰ型では免疫グロブリンどうしが結合するが，リウマトイド因子活性によるものではない。Ⅱ型では何らかの外来抗原や内因性抗原に結合して免疫複合体を形成した IgG にリウマトイド因子活性をもつ IgM が結合する。Ⅲ型の免疫グロブリンもリウマトイド因子活性をもつ。

d. 再生不良性貧血

原因）　多能性造血幹細胞を攻撃する T 細胞

症状）　貧血

治療）　免疫グロブリン製剤（抗ヒト T リンパ球ウサギ免疫グロブリン，抗ヒト胸腺細胞ウサギ免疫グロブリン），シクロスポリン，造血幹細胞移植

e. 尋常性天疱瘡

原因）　粘膜上皮細胞および表皮細胞に対する抗デスモグレイン（Dsg)-3 抗体（初期の粘膜病変を形成）および抗 Dsg-1 抗体（後期の皮膚病変を形成）

症状）　粘膜，皮膚の水疱，びらん

治療）　ステロイド，免疫抑制薬

f. 水疱性類天疱瘡

原因）　表皮基底膜に対する抗 BP180 抗体，抗 BP230 抗体

症状）　皮膚の水疱，びらん，水疱内の好酸球浸潤

治療）　ステロイド，テトラサイクリン，ロキシスロマイシン

g. リウマチ熱

原因）　溶血レンサ球菌由来の細胞壁成分に対する抗体（抗 M タンパク質抗体が心筋に作用，抗 C 多糖抗体が心弁膜に作用）

症状）　関節炎，心筋炎，弁膜症

治療）　NSAIDs，ステロイド，抗生物質（予防）

＊　本疾患は古くから自己免疫疾患や膠原病の一つとして分類されてきたが，原因が感染症であることがわかっている。したがって，本疾患はこれらの分類からは除外されるべきであろう。

12·12　原因不明の炎症性疾患

　このグループに分類される疾患は，自己抗体や自己反応性 T 細胞が存在しないため，自己免疫疾患には分類されていない。また，遺伝子異常を伴う先天性の疾患でもないため，先天性免疫不全症に属する自己炎症性疾患にも分類されない。しかし，ステロイドや免疫抑制薬が効果を示すことから，何らかの免疫機構がその発症に関与していることは明らかである。重要な疾患も含まれているので，ここで整理しておこう。

a. 全身性硬化症（強皮症）

症状）　レイノー症状，皮膚硬化，関節のこわばりと関節痛，肺線維症，肺高血圧症，逆流性食道炎，強皮症腎クリーゼ

治療）　ステロイド，シクロホスファミド（肺線維症），エンドセリン受容体拮抗薬（肺高血圧症），プロトンポンプ阻害薬（逆流性食道炎），ACE（アンジオテンシン変換酵素）阻害薬（強皮症腎クリーゼ）

レイノー症状：寒冷刺激により手指の動脈が一過性に収縮し，皮膚の色が蒼白～紫色になる症状。

* 抗セントロメア抗体，抗トポイソメラーゼ I（Scl-70）抗体，抗 U1-RNP 抗体，抗 RNA ポリメラーゼ抗体などが検出されるが，疾患との因果関係は不明である。

* **混合性結合組織病**では，全身性エリテマトーデス，多発性筋炎・皮膚筋炎，そして本疾患の全身性硬化症の臨床所見が混在し，血中に抗 U1-RNP 抗体が認められる。

b. 結節性多発動脈炎

症状） 中型動脈血管壁に生じる炎症

治療） ステロイド，シクロホスファミド

c. ベーチェット病

症状） 口腔粘膜のアフタ性潰瘍，外陰部潰瘍，皮膚症状（結節性紅斑，毛嚢炎，眼症状［ブドウ膜炎］）

治療） ステロイド，シクロスポリン，インフリキシマブ

* HLA-B51 陽性率が高い（患者＞ 53%，健常人約 15%）。

d. 多発血管炎性肉芽腫症（ウェゲナー肉芽腫症）

症状） 鼻腔，肺，腎臓に肉芽腫を伴う壊死性血管炎

治療） アザチオプリン，シクロホスファミド

* 抗好中球細胞質抗体（PR3-ANCA）の関与が疑われている。

e. 若年性特発性関節炎

症状） 16 歳以下の小児期に発症し，全身性（弛張熱，リウマトイド疹，関節炎）と関節型に分類される。

治療） NSAIDs，メトトレキサート，ステロイド，シクロスポリン，エタネルセプト，トシリズマブ

f. クローン病

症状） 小腸，大腸の縦走潰瘍

治療） メサラジン（5-ASA），ステロイド，メトトレキサート，インフリキシマブ

g. 川崎病

症状） おもに乳幼児にかかる急性熱性発疹性疾患，冠動脈瘤

治療） 免疫グロブリン大量静注療法（IVIG 療法），アスピリンの併用（抗炎症，血栓予防），ステロイド，血漿交換療法

h. IgA 腎症

症状） 慢性糸球体腎炎（約 2/3 がこのタイプ）

治療） ステロイドのパルス療法，扁桃摘除術

i. 強直性脊椎炎

症状） 腰痛や殿部の痛み，付着部炎

治療） NSAIDs，サラゾスルファピリジン，メトトレキサート，インフリキ

シマブ

*　患者の 90％以上が HLA-B27 を有する。

j.　急性前部ブドウ膜炎

症状）　ブドウ膜炎（約半数の患者で強直性脊椎炎に伴って発症）

治療）　NSAIDs，ステロイド

k.　サルコイドーシス

症状）　肺門リンパ節，肺，眼，皮膚，唾液腺，心臓，神経，筋肉などに乾酪
　　　　壊死を認めない類上皮細胞肉芽腫性疾患

治療）　ステロイド

*　Th1 細胞の関与が疑われている。

l.　微小変化型ネフローゼ症候群

症状）　タンパク質尿，低タンパク質血漿

治療）　ステロイド，シクロスポリン，シクロホスファミド

*　T 細胞による機能障害の関与が疑われている。

12・13　膠　原　病

　膠原病とは，全身の膠原線維（結合組織を形成するコラーゲン線維が主体）や
血管壁にフィブリノイド変性という共通の病変がみられる疾患群の総称であり，
1942 年に米国の病理学者ポール・クレンペラー Paul Klemperer により提唱され
た。前述した全身性エリテマトーデス，関節リウマチ，多発性筋炎・皮膚筋炎，
全身性硬化症（強皮症），結節性多発動脈炎が古典的膠原病であり，膠原病類縁疾
患としてシェーングレン症候群，ベーチェット病，多発血管炎性肉芽腫症などが
ある。共通する症状には，発熱，体重減少，全身倦怠感などがあげられ，病気が
進行すると臓器にも障害が現れるようになる。

キーワードの確認・12

自己免疫疾患：自己免疫疾患は外来抗原に対する特異的な適応免疫が，自己に対して成立した場合に発生する。

1. **自己免疫性溶血貧血**
   赤血球の抗原に対する自己抗体によるⅡ型過敏反応。

2. **自己免疫性血小板減少性紫斑病**
   血小板上の抗原に対する自己抗体によるⅡ型過敏反応。

3. **橋本病：甲状腺腫（90%），甲状腺機能の低下（30%）**
   甲状腺に特異的な抗原（チログロブリン，甲状腺ペルオキシダーゼ）に対する自己抗体によるⅡ型過敏反応。

4. **グッドパスチャー症候群：糸球体腎炎**
   糸球体の基底膜コラーゲンに対する自己抗体によるⅡ型過敏反応。

5. **バセドウ病（グレーブス病）：甲状腺機能の亢進**
   甲状腺刺激ホルモン（TSH）レセプターに対する自己抗体が，レセプターを刺激して過剰の甲状腺ホルモンを産生させる（Ⅴ型過敏反応）。

6. **重症筋無力症：筋収縮の阻害**
   アセチルコリンレセプターに対する自己抗体が，レセプターに結合する。その結果，レセプターは細胞内に取り込まれ，分解される（Ⅴ型過敏反応）。

7. **1型糖尿病**
   膵ランゲルハンス島のβ細胞がTc細胞によって破壊される（Ⅳ型過敏反応）。
   ＊β細胞に発現する抗原に対する自己抗体によるⅡ型過敏反応機序も関与している。

8. **多発性硬化症**
   中枢神経系ミエリン抗原に対するT細胞性の免疫応答によって起こる（Ⅳ型過敏反応）。

9. **全身性エリテマトーデス（SLE）**
   細胞成分（核，dsDNA，ヒストン，リボソーム）に対する自己抗体によるⅢ

型過敏反応
* 免疫複合体が腎糸球体 (ループス腎炎の原因)，関節，中枢神経周囲の小血管に沈着し，補体の活性化が起こる。

10. 関節リウマチ
好中球，マクロファージ，破骨細胞により関節組織中での炎症と軟骨組織の破壊が起こる (IV型過敏反応)。
* リウマトイド因子 (IgM 型または IgG 型の抗 IgG 抗体) が見出される (III型過敏反応の原因)。

確認問題・12

● 代表的な自己免疫疾患の免疫学的発症メカニズムを整理しよう。

1. 自己免疫性溶血貧血では，(a.　　　　　) 表層の抗原に (b.　　　　) が結合し，(c.　　　　) の活性化が起こる。その結果，(a) は (d.　　　) レセプターや(c) レセプターを介して脾臓のマクロファージに取り込まれ，破壊される。一方，自己免疫性 (e.　　　　　　　　) では，(f.　　　　) 表層の抗原に (b)が結合し，同様のメカニズムによって (f) の減少が生じる。

　解答：a. 赤血球，b. 自己抗体，c. 補体，d. Fc，e. 血小板減少性紫斑病，f. 血小板。

2. 橋本病では，(a.　　　　　) の組織特異的な抗原に自己抗体が結合し，(b.　　　　)の活性化が起こる。その結果，(a) に炎症細胞が動員され，組織傷害が起こり，甲状腺機能が (c.　　　　) する。

　解答：a. 甲状腺，b. 補体，c. 低下。

3. グッドパスチャー症候群では，(a.　　　　　　　　　　) の組織特異的な抗原に自己抗体が結合し，(b.　　　　　) の活性化が起こる。その結果，(a) に炎症細胞が動員され，(c.　　　　　　　　) を起こす。また，この自己抗体の対応抗原は，(d.　　　) にも存在するため，(d) 出血もひき起こす。

　解答：a. 腎糸球体基底膜，b. 補体，c. 糸球体腎炎，d. 肺。

4. バセドウ病 (グレーブス病) では，(a.　　　　　　　　　　　　) に対する自己抗体が，(a) を刺激して過剰の (b.　　　　　　　　　) を産生させる。その結果，甲状腺機能が (c.　　　　) する。

　解答：a. 甲状腺刺激ホルモン (TSH) レセプター，b. 甲状腺ホルモン，c. 亢進。

5. 重症筋無力症では，(a.　　　　　　　　　　　) に対する自己抗体が (a)

に結合する。その結果，（　a　）は，細胞内に取り込まれ，分解されてしまうため，筋収縮の（b.　　　　）が生じる。

　　解答：a. アセチルコリンレセプター，b. 阻害。

6. 1型糖尿病は，（a.　　　　　　　　）の（b.　　　　　）が（c.　　　　　　　）細胞によって破壊され，インスリンの産生が（d.　　　）することによって起こる。

　　解答：a. 膵ランゲルハンス島，b. β細胞，c. 細胞傷害性 T，d. 低下。

7. 多発性硬化症では，中枢神経系の（a.　　　　　　）抗原に対する（b.　　　　　　）性の免疫応答が中心となって脱髄を誘導する。

　　解答：a. ミエリン，b. T細胞。

8. 全身性エリテマトーデスでは，種々の（a.　　　　　　）に対する自己抗体が（　a　）と結合し，（b.　　　　　　　　）を形成する。その（　b　）が腎糸球体，関節，中枢神経周囲の小血管に沈着し，そこで（c.　　　　　　　）が起こる。その結果，各部位に炎症細胞が動員され，炎症が誘発される。

　　解答：a. 細胞成分，b. 免疫複合体，c. 補体の活性化。

9. 関節リウマチは，活性化された（a.　　　　　　）により関節の（b.　　　　　）が破壊されることによって起こる。また，（c.　　　　）抗体である（d.　　　　　　　　）などの自己抗体も組織傷害の原因であると考えられている。

　　解答：a. 破骨細胞，b. 軟骨組織，c. 抗 IgG，d. リウマトイド因子。

13

移植免疫

骨髄移植，末梢血幹細胞移植，さい帯血移植などの**造血幹細胞移植**は，白血病，リンパ腫，免疫不全症などの疾患に有用な治療法である。また，機能不全に陥った臓器は，**臓器移植**という方法で健全な臓器と置き換えることで生命を維持することができる。造血幹細胞移植も臓器移植も非自己からの移植とはいえ，同じヒトどうし間での移植である。それにもかかわらず，患者の体内では免疫反応が生じてしまい，移植の成功の妨げとなる。それではなぜ，移植を受けた患者の体内で免疫反応が起きてしまうのだろうか。その原因と対策についてまとめてみよう。

13・1 アロ反応と移植片拒絶

私たちの体の中には，異なる個体がもつ自分の型とは違う型の主要組織適合遺伝子複合体（MHC）を発現した細胞を認識する T 細胞が約 1 ～10％の割合で存在する。このように同種であっても異なる個体に対して応答してしまう T 細胞をアロ（同種異型）反応性をもつ T 細胞という。アロ反応は，T 細胞レセプター（TCR）による交差反応の一種であると考えられており，TCR はアロ MHC に結合したペプチドを強く認識してしまうか，あるいはペプチドに関係なくアロ MHC の特定部分を強く認識してしまうことにより，T 細胞が活性化されると考えられている。

臓器移植を例にした場合，臓器を提供する側（ドナー）から臓器の移植を受ける側（レシピエント）へは，レシピエントとは異なる型の MHC を発現した臓器が移入されるのである。その結果，レシピエントの T 細胞が，ドナーの臓器を攻撃してしまうのである。これが**移植片拒絶**とよばれる免疫反応が生じるメカニズムである。理論的には，移植片拒絶反応はドナーとレシピエントの MHC の型を一致させることで軽減させることができる。しかし，実際の臓器移植では，ドナーとレシピエントの MHC の型を完全に一致させることは難しく，また一致させたとしても，移植片の MHC 分子に結合したドナー由来の自己ペプチドのアミ

ノ酸配列がレシピエントのものとは異なるため，レシピエントのT細胞がドナーの移植片を認識してしまい，移植片拒絶は多少なりとも起きてしまう。この抗原ペプチドは，**副組織適合抗原** minor histocompatibility antigen とよばれる。したがって，移植を成功させるためには，免疫抑制薬を用いてこれらの拒絶反応を抑制する必要がある。

13・2　移植片対宿主病

　造血幹細胞移植においていちばん問題となるのが，**移植片対宿主病** graft versus host disease（**GVHD**）である。これは，移植された細胞に混じっているドナー由来のT細胞および生着した造血幹細胞から新たに分化してくるドナー由来のT細胞がレシピエントの組織を認識してしまう結果として起きてくるものであり，急性期では黄疸，下痢，皮疹など，慢性期では多臓器不全などが認められる。したがって，造血幹細胞移植では，ヒト白血球抗原（HLA）-A，B，C，DR抗原の検査をして，MHCの型を合わせたうえで移植を行う。しかし，それでもGVHDの出現は完全に阻止できないため，免疫抑制薬の使用は欠かせない。また，GVHDは輸血のさいにも生じることがあり，これを輸血後GVHDという。有効な治療法はないため，事前に輸血用血液に放射線を照射して予防することが重要となる。

　造血幹細胞移植においてGVHDの出現の程度を予測する方法に**混合リンパ球反応** mixed lymphocyte reaction（MLR）がある。MLRでは，レシピエント予定のリンパ球は放射線照射かマイトマイシCで処理をして，刺激を受けても分裂増殖しないように処理しておく。そして，ドナー予定のリンパ球がレシピエント予定のリンパ球と混合される。もし，ドナー予定のリンパ球にレシピエントの組織を認識して活性化するT細胞が含まれていれば，そのT細胞は分裂増殖する。その培養液中に^{3}H-チミジンを加えれば，増殖するT細胞は^{3}H-チミジンを取り込むため，リンパ球中の^{3}H-チミジンの取り込み量を測定することでT細胞の分裂増殖の度合いを調べることができる。当然のことながら，T細胞の分裂増殖の度合いが大きいほど，GVHDが生じる可能性が高い。なお，ここで分裂増殖するT細胞の大部分はヘルパーT細胞である。もう一つの方法では，レシピエント予定のリンパ球にあらかじめ^{51}Crを取り込ませておき，その後ドナー予定のリンパ球と混合する。この場合，もしドナー予定のリンパ球中に含まれる細胞傷害性T細胞がレシピエント予定の^{51}Cr標識リンパ球を傷害すれば，培養液中に^{51}Crが放出されるため，培養上清中の^{51}Crの量を測定することで細胞傷害の度合いを測定することができる。こちらは細胞傷害性の度合いが大きいほど，GVHDが生じる可能性が高くなる。

13・3　拒　絶　反　応

　前述したように臓器移植においてみられる拒絶反応は，おもにレシピエントの
リンパ球がドナーの移植片に対して起こす免疫反応の結果である。これをできる
限り軽減するために，臓器ごとの移植希望者（レシピエント）に対して，いくつ
かの選択基準が定められている。一つ目に **ABO 式の血液型** があるが，これはド
ナーの血液型と一致または適合している必要がある（腎臓移植の場合は，一致の
み）。二つ目にリンパ球の **ダイレクト・クロスマッチテスト** がある。これはド
ナーのリンパ球（全リンパ球または T 細胞）に対する抗体がレシピエントの血中
にないことを確認するための試験であり，肝臓移植および小腸移植を除き（ただ
し，試験は必ず行い，記録する），陰性でなければならない（心臓移植の場合は，
抗 T 細胞抗体が陰性であることを確認する）。三つ目に **HLA 型の適合** がある。
HLA-A，B，DR の適合度を調べ，腎臓移植と膵臓移植時には適合度の高いレシ
ピエントが優先される。それ以外の移植では，HLA 型を選択基準にしないが，
必ず検査をし，登録する。

　臓器移植に伴って発生する拒絶反応には，発症の時期によって三つのタイプが
知られている。一つ目は **超急性拒絶反応** で，移植を開始して数分から数時間で起
こる。本拒絶反応では，ドナー移植片の血管内皮にレシピエントの自然抗体，抗
HLA 抗体，抗 ABO 式血液型抗体などが結合し，移植臓器の血管内に血栓が生
じて臓器は壊死してしまう。血漿交換によって乗り越えることは可能であるが，
事前にリンパ球のダイレクト・クロスマッチテストが陰性であることを確認して
おけば回避できる。二つ目は **急性拒絶反応** で，移植後 1 週間～ 2，3 カ月の間に
起こる。おもにレシピエントの細胞傷害性 T 細胞がドナー移植片の MHC クラス
I 分子をアロ反応性に基づいて認識するか，あるいはそこに結合しているドナー
由来のペプチドをアロ反応性または抗原特異性に基づいて認識することによって
開始する。移植後の免疫抑制療法は，おもに本拒絶反応を制御するために行われ
る。そして三つ目は **慢性拒絶反応** で，移植後 3 カ月以降に発症する。これは新た
に産生された抗体が，移植臓器の血管内に結合し，炎症誘導を介して血流を障害
することではじまる。臓器の正常構造はしだいに失われ，繊維化が進行して徐々
にその機能を失う。本拒絶反応に対する治療法は基本的にないため，移植直後か
ら適切な免疫抑制療法を行って，新たな抗体産生を制御することが重要である。

13・4　免　疫　抑　制　薬

　拒絶反応の中でも急性拒絶反応は，免疫抑制薬を使用して制御することが可能
である。また，免疫抑制薬によってヘルパー T 細胞の分化，増殖を抑制できれ

ば，新たな抗体産生も抑制することができ，慢性拒絶反応の制御へとつながる。造血幹細胞移植および臓器移植で用いるおもな免疫抑制薬について整理しておこう。

13·4·1 代謝拮抗薬（プリン拮抗薬）

アザチオプリンはプロドラッグであり，生体内で6-メルカプトプリンとなる。6-メルカプトプリンは，細胞質内でさらに6-チオイノシン酸となり，イノシン酸（イノシン一リン酸，IMP）と拮抗し，アデニル酸（アデノシン一リン酸，AMP）およびグアニル酸（グアノシン一リン酸，GMP）の合成をブロックする。その結果，DNA合成が阻害され，細胞増殖は抑制される。腎臓移植，肝臓移植，心臓移植，肺移植のさいに，シクロスポリンやタクロリムスと一緒に補助的に使われる。ミコフェノール酸モフェチルもプロドラッグであり，生体内でミコフェノール酸となる。ミコフェノール酸は，活性化されたT細胞およびB細胞における *de novo* 系路の律速酵素であるイノシンモノホスフェイト脱水素酵素を阻害することにより，プリン合成（グアノシン三リン酸（GTP），デオキシグアノシン三リン酸（dGTP））を抑制する。これによりDNA合成が阻害され，細胞増殖は抑制される。腎臓移植における難治性拒絶反応の治療および拒絶反応（肝臓移植，心臓移植，肺移植，膵臓移植）の抑制に用いられている。通常，シクロスポリンやタクロリムスと一緒に使われる。

13·4·2 アルキル化薬

シクロホスファミドは，アルキル化薬に分類されるプロドラッグであり，生体内でホスホラミドマスタードとなり，DNAをアルキル化する。その結果，DNA合成が阻害され，細胞増殖は抑制される。適応症は多発性骨髄腫や悪性リンパ腫をはじめとする各種悪性腫瘍であるが，本薬は分裂増殖期のリンパ球に対して作用しやすいため，造血幹細胞移植の前に放射線照射とともに用いられる。

13·4·3 副腎皮質ステロイド

プレドニゾロンは，グルココルチコイドであるコルチゾールの誘導体として開発された。本薬が細胞質内に入り，ステロイドレセプターに結合すると，そのレセプターと結合していた熱ショックタンパク質（Hsp 90）が解離する。これによって本薬とレセプターの複合体は核膜を通過し，核内に移行する。そしてその複合体は，ステロイド応答遺伝子のプロモーター領域にある特定のDNA配列に結合して，特定の遺伝子の転写を活性化する。その一方で複合体は，転写因子NF-κB応答エレメントにも結合してNF-κBによる特定の遺伝子の転写を抑制することで抗炎症作用や種々の免疫抑制作用を発揮する。ステロイド薬の優れた抗炎症作用および免疫抑制作用は，アザチオプリン，シクロスポリン，タクロリ

ムスなどと併用することで，臓器移植における拒絶反応の予防と治療に利用されている。

13・4・4　抗リンパ球抗体

抗ヒト胸腺細胞ウサギ免疫グロブリンが，造血幹細胞移植の前治療および移植後の GVHD，臓器移植後の急性拒絶反応の治療（腎臓移植，肝臓移植，心臓移植，肺移植，膵臓移植，小腸移植）に用いられている。

また，ヒトインターロイキン（IL)-2 レセプターの α 鎖（CD25）に対するマウス・ヒトキメラ型モノクローナル抗体である**バシリキシマブ**が腎臓移植後の急性拒絶反応の抑制に用いられている。

13・4・5　カルシニューリン阻害薬

これまで述べてきたように，造血幹細胞移植における GVHD や臓器移植における拒絶反応は T 細胞が主体となってひき起こされる。T 細胞の抗原認識により，T 細胞質内では TCR と CD3 分子複合体を介したチロシンキナーゼの活性化が起こる。つづいてホスホリパーゼ C が活性化し，ホスファチジルイノシトール 4,5-ビスリン酸（PIP$_2$）をイノシトール 1,4,5-トリスリン酸（IP$_3$）とジアシルグリセロール（DAG）に分解する。さらに IP$_3$ は，小胞体から Ca^{2+} を放出させて**細胞質内の Ca^{2+} 濃度を上昇**させる。これによって**カルシニューリン**が活性化されるが，カルシニューリンはホスファターゼ活性を有するため，転写因子の NFATc（nuclear factor of activated T cell）のリン酸基をはずすこととなる。リン酸基がはずれた NFATc は核内に移動し，AP-1 などのパートナータンパク質と結合して IL-2 をはじめとする特定の遺伝子の発現を誘導する。これによって T 細胞は活性化，増殖して GVHD や拒絶反応を起こすこととなる。

シクロスポリンや**タクロリムス**は T 細胞に特異的な免疫抑制薬として造血幹細胞移植や臓器移植には欠かせない薬剤となっている。シクロスポリンは細胞質内の**シクロフィリン**と，タクロリムスは細胞質内の FK506 結合タンパク質 FK506 binding protein（**FKBP**）と結合してそれぞれ複合体を形成する。シクロフィリンと FKBP を総称して**イムノフィリン**とよぶが，各薬剤とイムノフィリンの複合体は，細胞質内のカルシニューリンに結合し，その活性化を阻害する。結果として NFATc の脱リン酸化が阻害されるため，NFATc の核内移行とその後の T 細胞の活性化も阻害されることとなる。T 細胞は，ほかの細胞に比べてカルシニューリンの発現量が少ないため，両薬剤によるカルシニューリン阻害の影響が出やすく，これが両薬剤の T 細胞への選択性を高めている。両薬剤とも移植免疫抑制療法の中心になる薬であり，腎臓移植，肝臓移植，心臓移植，肺移植，膵臓移植，小腸移植，造血幹細胞移植と幅広く用いられている。

キーワードの確認・13

移植片拒絶

1. アロ（同種異型）反応性をもつ T 細胞（1〜10％）→ 移植片拒絶を誘導
   * MHC の型を一致させることで軽減できる。

2. 造血幹細胞移植 → ドナーのリンパ球 → 移植片対宿主病（GVHD）
   急性期：黄疸，下痢，皮疹　慢性期：多臓器不全
   * MHC の型を一致させることが重要
   * GVHD の予測：混合リンパ球反応（MLR；^{3}H-チミジンの取り込み量や ^{51}Cr の
     放出量を測定）

3. 拒絶反応 → レシピエントの抗体やリンパ球がひき起こす。
   (1) 超急性拒絶反応：ドナー移植片の血管内皮にレシピエントの自然抗体
       や抗 HLA 抗体が結合することにより開始（数分〜数時間以内）
   (2) 急性拒絶反応：CD8$^+$T 細胞がドナー移植片の MHC クラス I 分子ある
       いはそこに結合しているドナー由来のペプチドを認識することにより
       開始（1 週間〜 2，3 カ月以内）
   (3) 慢性拒絶反応：新たに産生された抗体による。臓器の正常構造が失わ
       れ，繊維化が進行する（3 カ月以降）。

移植片拒絶の人為的制御（免疫抑制薬）

1. アザチオプリン → 6-メルカプトプリン → 6-チオイノシン酸 → イノシン
   酸（イノシン一リン酸）と拮抗 → アデニル酸（アデノシン一リン酸），グア
   ニル酸（グアノシン一リン酸）の合成をブロック → DNA 合成を阻害 →
   細胞増殖の阻害

2. シクロホスファミド → ホスホラミドマスタード → DNA をアルキル化
   → DNA 合成を阻害 → 細胞増殖の阻害

3. プレドニゾロン：グルココルチコイドであるコルチゾールの誘導体
   細胞質内のステロイドレセプターに結合 → 核内に移行 → NF-κB 応答エ
   レメントに結合 → DNA からの転写を抑制 → 抗炎症作用，免疫抑制作用

4. シクロスポリン，タクロリムス（FK506）
   (1) T 細胞の抗原認識 → TCR・CD3 複合体を介したチロシンキナーゼの

活性化 → ホスホリパーゼ C の活性化 → PIP_2 を分解 → DAG + IP_3 → IP_3 により細胞内 Ca^{2+} 濃度が上昇 → カルシニューリンを活性化 → NFATc のリン酸基がはずれる → NFATc が核内に移動 → AP-1 などのパートナータンパク質と結合 → 特定遺伝子の発現 → 細胞増殖

(2) シクロスポリン → シクロフィリンと複合体形成，タクロリムス（FK506）→ FKBP と複合体形成

＊ シクロフィリンと FKBP を総称してイムノフィリンという。

(3) イムノフィリンと薬剤の複合体がカルシニューリンに結合し，その活性化を抑制 → T 細胞の増殖を阻害

確認問題・13

● 移植片拒絶は，なぜ起こるのか。免疫抑制薬は，なぜ移植片拒絶を防ぐのか？

移植片拒絶を誘導する免疫細胞の中で中心的役割を担っているのは，(a.) をもつ (b.) 細胞である。私たちの体内に存在する（ b ）細胞のうち，約 (c.)％が（ a ）をもち，それらが非自己の (d.) を発現した移植片を認識してしまう。したがって，移植片拒絶は，ドナーとレシピエントの（ d ）の型を一致させることで軽減できる。

現在では，移植片の生着率を上げるためにさまざまな免疫抑制薬が使われている。おもな免疫抑制薬としては，(e.)，(f.)，(g.)，(h.)，(i.) などがある。（ e ）は，グルココルチコイドであるコルチゾールの誘導体であり，(j.) に存在するレセプターに結合することによって核内 DNA からの転写を制御し，抗炎症効果や免疫抑制効果を発揮する。（ f ）は生体内で6-チオイノシン酸に代謝され，また，（ g ）は生体内でホスホラミドマスタードに代謝され，(k.) の複製を阻害し，細胞増殖を抑制する。（ h および i ）は（ b ）細胞内の (l.) と複合体を形成し，それが (m.) に結合することによりその活性化を阻害する。その結果，（ m ）によるNFATc の脱リン酸化とそれにつづく NFATc の核内移行が阻害され，（ b ）細胞の増殖が抑制される。

解答：a. アロ反応性，b. T，c. 1～10，d. MHC，e. プレドニゾロン，
f. アザチオプリン，g. シクロホスファミド，h. シクロスポリン，i. タクロリムス，
j. 細胞質，k. DNA，l. イムノフィリン，m. カルシニューリン。

14

先天性免疫不全症

　生体防御機構が破綻した状態を免疫不全症というが，この中でも免疫応答にかかわる分子の遺伝子異常を先天的に有していることで起こるものを先天性（原発性）免疫不全症という。その発生頻度は出生 10 万人に対して約 3 人であり，免疫不全の機序によって複合免疫不全症，免疫不全を伴う症候群，抗体産生不全症，免疫調節不全症，食細胞の数・機能の異常症，自然免疫不全症，自己炎症性疾患，補体欠損症の八つに分類される。この分類に基づいて代表的な疾患を整理しておこう。

14·1　複合免疫不全症

　T 細胞の欠損に加えて B 細胞の欠損または抗体産生の欠如を伴うものを**重症複合免疫不全症** severe combined immunodeficiency（**SCID**）という。たとえば，アデノシンデアミナーゼ adenosine deaminase（**ADA**）**欠損症**では，*ADA* を原因遺伝子として T 細胞に加えて B 細胞，NK 細胞も欠損している。プリンヌクレオシドホスホリラーゼ purine nucleoside phosphorylase（**PNP**）**欠損症**では，*PNP* を原因遺伝子としておもに T 細胞が欠損しているが，B 細胞は T 細胞なしでは形質細胞に分化できないため，抗体産生も減少している。**X 連鎖性 SCID** では，**インターロイキン（IL)-2 レセプター γ 鎖**の欠如によって T 細胞と NK 細胞が欠損しており，B 細胞は存在しているものの抗体産生は低下している。このように SCID の患者では細胞性免疫のみならず，液性免疫にも欠陥があるため，あらゆる病原体に対して易感染性を呈する。ADA 欠損症は世界で初めて**遺伝子治療**を実施した疾患としても知られているが，SCID の一般的な治療法は造血幹細胞移植である。また，X 連鎖性 SCID の原因遺伝子（*IL2RG*）は，性染色体上の X 染色体上にあり，しかもその遺伝形質は劣性遺伝であるため，X 染色体を 2 本もつ女児では発症せず，X 染色体を 1 本しかもたない男児のみ発症する。SCID の患者の約半数は，この *IL2RG* の異常で発症する。そのほかにも T 細胞レセプター（TCR）や B 細胞レセプターの遺伝子再編成にかかわる RAG1/RAG2 や TCR か

らのシグナル伝達にかかわる CD3 分子，ZAP-70，JAK3 などをコードする遺伝子の異常も SCID の原因となっている．とくに *RAG1, RAG2* 遺伝子の変異は，**オーメン症候群** Omenn syndrome の原因となる．

14·2　免疫不全を伴う症候群

ウィスコット-オルドリッチ症候群 Wiskott-Aldrich syndrome（WAS）は，X 連鎖性 WAS タンパク質（*WASP*）遺伝子の異常を原因とし，血小板減少，湿疹，易感染性を起こす．この疾患もやはり男児にのみ発症し，重症例ではリンパ球に WASP が発現していない．T 細胞の機能が低下している患者も約 30% ほど見受けられ，そのほかに IgM 低下や多糖体抗体の産生低下なども認められる．そのため，肺炎球菌などの莢膜を保有した細胞外寄生性細菌の感染を受けやすくなる．本疾患の根治には，造血幹細胞移植が必要となる．そのほかにも *ATM* を原因遺伝子として抗体量と白血球数の低下を伴った**毛細血管拡張性運動失調症** ataxia-telangiectasia，*TBX1* を原因遺伝子として胸腺と副甲状腺を欠失した**ディジョージ症候群** DiGeorge syndrome，*STAT3*，*TYK2*，*DOCK8* を原因遺伝子として易感染性と血清 IgE の高値を伴う**高 IgE 症候群**などもこのカテゴリーに分類されている．その治療はいずれも対症療法と感染症予防が中心となる．

14·3　抗体産生不全症

X 連鎖性（Bruton 型）**無 γ-グロブリン血症**の患者は，X 染色体上の *BTK*（Bruton's tyrosine kinase）遺伝子の異常により B 細胞をほとんど消失している．その結果，細胞外寄生性細菌やウイルスなどの感染を受けやすくなる．**X 連鎖性高 IgM 血症**の患者では，X 染色体上の CD40 リガンド（*CD40L*）遺伝子の異常により，活性化したヘルパー T 細胞上の CD40 リガンドが欠損している．その結果，イソタイプスイッチが起こらず，血清中の IgG や IgA が低値を示し，細胞外寄生性細菌やウイルスなどに易感染性を呈する．感染を繰り返すことで血清 IgM 値は高値を示すが，そうではない場合には高値を取らないこともある．上記の両疾患とも X 連鎖性であるため，発症するのは男児である．また，治療には定期的な免疫グロブリン製剤の投与が行われる．そのほかにも *AID* や *UNG* を原因遺伝子として B 細胞のイソタイプスイッチが阻害されている**常染色体劣性高 IgM 症候群**，原因遺伝子不明の低 γ-グロブリン血症を呈する**分類不能型免疫不全症**，原因遺伝子不明の **IgA 欠損症**などもこのカテゴリーに分類される．その治療は免疫グロブリン補充療法と感染症予防が中心となる．

14・4　免疫調節不全症

　シェディアック-東症候群 Chediak-Higashi syndrome は，リソゾーム移送調節タンパク質（*LYST*）遺伝子の異変を原因とし，NK 細胞と細胞傷害性 T 細胞の細胞傷害活性や好中球の殺菌・分解能力に異常を示す疾患である。その結果，細菌に対して易感染性となる。治療には造血幹細胞移植が必要となる。**家族性血球貪食症候群** familial hemophagocytic lymphohistiocytosis（FHL）は，タイプ 1〜5 に分類され，細胞傷害性 T 細胞，NK 細胞，マクロファージが自身の白血球，赤血球，血小板を傷害したり，貪食したりする疾患である。FHL1 の原因遺伝子は不明である。FHL2 はパーフォリン欠損症で，原因遺伝子は *PRF1* である。FHL3 は細胞融解分子の形成，移送に必要な Munc 13-4 の異常で，原因遺伝子は *UNC13D* である。FHL4 は細胞融解分子の放出に重要なシンタキシン（syntaxin）11 の異常で，原因遺伝子は *STX11* である。FHL5 は細胞融解分子の放出に重要な Munc 18-2 の異常で，原因遺伝子は *STXBP2* である。治療にはステロイドや免疫抑制薬を用いるが，根治させるためには，造血幹細胞移植が必要となる。**X連鎖性リンパ増殖症候群**は，その約 80% が *SH2D1A* 遺伝子の異常を原因としており，患者（男児）は Epstein-Barr（EB）ウイルスに感染した B 細胞を排除できなくなる。その結果，感染細胞の異常増殖が起き，発症する。治療にはシクロスポリンやエトポシドが用いられるが，根治には造血幹細胞移植が必要となる。

14・5　食細胞の数・機能の異常症

　重症先天性好中球減少症 severe congenital neutropenia（SCN）は，約 75% の患者で好中球のエラスターゼ遺伝子に異変がみつかる。この疾患は重症の感染症を繰り返すため，感染症の予防目的で顆粒球コロニー刺激因子（G-CSF）を定期的に使用し，一定の好中球数を維持する必要がある。根治には，造血幹細胞移植が必要となる。**慢性肉芽腫症**の患者では，貪食細胞の活性酸素産生能に欠損が認められるため，乳児期からはじまる反復性の細菌または真菌による感染の結果，感染巣に肉芽腫が形成される。原因遺伝子は複数存在するが，約 80% の患者で *CYBB* 遺伝子に変異が認められ，gp91^{phox} を欠損することで活性酸素の産生が妨げられている。治療法は基本的に感染症予防であるが，根治に向けて造血幹細胞移植が選択される。

gp91^{phox}：貪食細胞の NADPH オキシダーゼの主成分で，活性酸素の産生を介して殺菌にかかわる。

14・6　自然免疫不全症

　Toll 様レセプター（TLR）のシグナル伝達にかかわる IRAK4（interleukin-1

receptor associated kinase 4) 欠損症，Myd88 (myeloid differentiation primary response 88) 欠損症は，肺炎球菌などに易感染性を示す。また，ウイルス核酸の認識とそれにつづくシグナル伝達にかかわる TLR3 (Toll-like receptor 3) 欠損症，UNC93B1 (Unc-93 homolog B1) 欠損症，TRAF3 (TNF receptor associated factor 3) 欠損症は，単純ヘルペス脳炎を起こしやすい。一方，**慢性皮膚粘膜カンジダ症**の原因遺伝子として *IL-17RA*, *IL-17RF*, *STAT1* が同定されており，なかでも *STAT1* 変異がもっとも多く約半数を占める。治療の中心は対症療法，抗菌薬治療，感染症予防である。

14・7　自己炎症性疾患

　家族性地中海熱は，パイリン pyrin という炎症の抑制分子をコードする *MEFV* (mediterranean fever) 遺伝子の変異が原因である。その結果，IL-1β の過剰産生が起こり，炎症が亢進する。治療には，コルヒチンの内服が行われる。**高 IgD 症候群**は，メバロン酸キナーゼをコードする *MVK* (mevalonate kinase) 遺伝子の変異が原因である。幼児期からの周期性発熱を特徴とした炎症をひき起こし，尿中のメバロン酸濃度の増加，血清 IgD 濃度の上昇を伴っている。治療法は確立していないが，スタチン，エタネルセプト，アナキンラ (IL-1 レセプターアンタゴニスト，国内未承認) の有効例が報告されている。**クリオピリン関連周期性発熱症候群**は，クリオピリン cryopyrin とよばれる細胞内センサーをコードする *CIAS1* (cold-induced autoinflammatory syndrome 1) 遺伝子の変異がおもな原因 (約 60%) である。本疾患の患者では，クリオピリンが容易に活性化される状態になっているため，IL-1β の過剰産生が起こり，慢性的な炎症が惹起されている。治療には，IL-1β に対するモノクローナル抗体である**カナキヌマブ**，ステロイド，免疫抑制薬が用いられる。**TNF レセプター関連周期熱症候群**は，腫瘍壊死因子 (TNF) レセプター 1 (TNFR1) をコードする *TNFRSF1A* (TNF receptor superfamily member 1A) 遺伝子の変異が原因である。これにより可溶性の TNFR1 が分泌されず，TNF-α と結合して中和することができなくなる。結果的に TNF-α のシグナルが持続し，持続的な発熱と筋肉痛を特徴とする炎症が増強されることとなる。治療には，ステロイドやエタネルセプトが用いられている。

14・8　補体欠損症

　補体成分を欠損した患者は，肺炎球菌，インフルエンザ菌，髄膜炎菌，淋菌などに対して易感染性を示す。また，補体には免疫複合体を処理する作用もあるため，補体欠損は全身性エリテマトーデスなどのような免疫複合体病の発症リスク

にもなる。世界中でさまざまな補体成分の欠損症が報告されているが，日本においては **C9 欠損症** がもっとも頻度の高い先天性補体欠損症である。C9 欠損症の患者は，髄膜炎菌性髄膜炎を発症しやすい傾向がある。治療としては合併する感染症や免疫複合体病の治療が中心となる。また，肺炎球菌ワクチンや Hib ワクチンが感染症予防に対して有効な場合もある。さらに，C1 インヒビターの欠損によって **遺伝性血管神経浮腫** を起こした場合には，C1-インアクチベーターの投与を行う。

キーワードの確認・14

先天性免疫不全症：代表的な先天性免疫不全症を理解しておこう。

1. 重症複合免疫不全症（**SCID**）
   (1) *ADA* 遺伝子の異常 → ADA 欠損症 → T，B 細胞欠損
   (2) *PNP* 遺伝子の異常 → PNP 欠損症 → T 細胞欠損
   (3) *IL2RG* 遺伝子の異常 → X 連鎖性 SCID → IL-2Rγ の欠如 → T 細胞欠損
   ＊ 細胞性免疫に加えて液性免疫にも欠陥が生じ，すべての病原体に対して易感染性となる。

2. ウィスコット-オルドリッチ症候群（**WAS**）
   X 連鎖性 WAS タンパク質（*WASP*）遺伝子の異常 → T 細胞機能の低下，多糖体抗体の欠損
   ＊ 多糖体抗体の欠損 → 夾膜保有細胞外寄生性細菌の感染を受けやすくなる。

3. X 連鎖性（**Bruton 型**）無 γ-グロブリン血症
   BTK 遺伝子の異常 → B 細胞欠損
   ＊ B 細胞の欠損 → 細胞外寄生性細菌，ウイルスなどの感染を受けやすくなる。

4. X 連鎖性高 **IgM** 血症
   CD40L 遺伝子の異常 → 活性化 Th 細胞上の CD40 リガンドが欠損 → イソタイプスイッチの消失 → 血漿中の IgG や IgA が減少 → 細胞外寄生性細菌に感染しやすくなる。

142　14章　先天性免疫不全症

確認問題・14

● 先天性免疫不全症の原因を整理しておこう。

1. T 細胞の発達に異常をもつ患者は広範な病原体に対して易感染性を示す。このような患者は抗原特異的な T 細胞依存性の抗体産生や細胞性免疫応答を誘導できないために，免疫記憶をもつことができない。このタイプの免疫不全症は (a.
　　) (b. ^略語　　　　　　　) とよばれており，(b) には (c.　　　　　　　　　　),
(d.　　　　　　　), (e.　　　　　　　　　　　) などが知られている。このうち (e) は T 細胞上の (f.　　　　　　　) レセプターの (g.　　) 鎖の欠如を原因としており，(h.　　) 染色体上の遺伝子の変異を原因とする。

2. ウィスコット–オルドリッチ症候群の原因はなにか。
(i.　　　　　　　　　　　) をコードしている遺伝子の欠損により，T 細胞機能の低下や多糖体に対する抗体産生の欠失が起こる。

3. X 連鎖性 (Bruton 型) 無 γ–グロブリン血症の原因はなにか。
(j.　　　　) をコードしている遺伝子の欠損により，B 細胞を欠失する。

4. X 連鎖性高 IgM 血症の原因はなにか。
ヘルパー T 細胞の (k.　　　　) 発現を欠失しているため，(l.　　　　　　　　　　) が消失する。

　　解答：a. 重症複合免疫不全症，b. SCID，c. ADA 欠損症，d. PNP 欠損症，
　　　　　e. X 連鎖性 SCID，f. IL–2，g. γ，h. X，i. X 連鎖性 WASP，j. BTK，
　　　　　k. CD40L，l. イソタイプスイッチ。

15

腫瘍免疫

　がんとは，一般的に悪性腫瘍のことをさす。がん細胞は，もともと自己の正常な細胞がさまざまな遺伝子変異を起こすことで異常に早いスピードで増殖しつづけるように変化してしまったものであり，もはや自己制御できない状態となっている。しかし，このようながん細胞にも，がん抗原とよばれる特異抗原が存在し，生体内の免疫機構はそれを認識することでがん細胞を攻撃，排除する方向へと動くことがわかっている。それにもかかわらず，多くの人たちが生体内でのがん細胞の増殖を許してしまい，がんと診断されてしまう。いったいなぜ，そのようなことが起こるのだろうか。その原因とがんの免疫療法について整理しておこう。

15·1　がん細胞の免疫応答からの回避

　多くのがん細胞は，さまざまな方法で生体内の免疫システムによる監視から逃れている。その例をいくつかあげてみよう。

　(1)　主要組織適合遺伝子複合体（MHC）クラスⅠ分子，ICAM-1 などの接着分子，B7 分子などの補助刺激分子の発現を消失したがん細胞は，細胞傷害性 T（Tc）細胞の攻撃を受けない。

　(2)　樹状細胞に取り込まれたがん抗原が補助刺激のない状態で Tc 細胞に提示された場合，Tc 細胞はがん細胞に対して寛容になる。

　(3)　がん細胞の中でがん抗原の変異が起きてしまい，Tc 細胞が同じがん細胞を認識できなくなる。

　(4)　がん細胞からトランスフォーミング増殖因子（TGF）-β などのサイトカインが産生され，それが Tc 細胞や Th1 細胞の活性化を直接抑制したり，制御性 T（Treg）細胞を動員したりする。Treg 細胞は TGF-β やインターロイキン（IL)-10 を介して，Tc 細胞や Th1 細胞に対して抑制的に作用する（7·2·5 項参照）。また，Treg 細胞は高発現している **CTLA-4**（cytotoxic T-lymphocyte-associated antigen 4，細胞傷害性 T 細胞抗原 4；7·1·4 項参照）を介して樹状細

胞上の B7 に結合し，樹状細胞に抑制性シグナルを入れる。これにより樹状細胞の B7 発現は低下し，(2) で述べたように Tc 細胞や Th1 細胞の活性化が阻害される。さらに，Treg 細胞は **CD25**（IL-2 レセプターの α 鎖）を高発現しているため，IL-2 に対して高親和性となる。これによって周囲の環境から IL-2 を奪い，Tc 細胞や Th1 細胞の増殖を阻害する。

(5)　がん細胞にプログラム細胞死リガンドの **PD-L1**（programmed cell death-ligand 1）や **PD-L2**（programmed cell death-ligand 2）が発現し，それらの分子が Tc 細胞上の **PD-1**（programmed cell death-1）に抑制性シグナルを伝達し，Tc 細胞の細胞傷害活性を阻害する。このように免疫系細胞の抑制にかかわる分子を**免疫チェックポイント分子**とよぶ。

(6)　がん細胞が，がん組織の周囲にコラーゲンなどの物理的障壁を形成してTh1 細胞や Tc 細胞による抗原認識を阻害する。

このようにがん細胞は，免疫機構による抗原認識と細胞傷害を回避するための多くの方法を有しており，それらががんの免疫治療の妨げとなっている。

15·2　がんの免疫療法

がんの免疫療法には，がん細胞に対して非特異的なものと特異的なものがある。

15·2·1　非特異的免疫療法

非特異的な免疫療法には，免疫賦活剤の使用がある。化膿レンサ球菌をペニシリン処理した溶連菌製剤（**OK-432**），**乾燥 BCG**，カワラタケの多糖体製剤（**PSK**），シイタケの子実体より抽出した多糖体成分である**レンチナン**，放線菌 *Streptomyces olivoreticuli* 由来の低分子化合物である**ウベニメクス**などがその例である。これらの薬剤は，いずれも免疫系を非特異的に刺激することで，がんに対する免疫機能を増強することを目的としている。また，サイトカイン製剤としてインターフェロン（**IFN**）-γ が腎がんに，**IL-2** が腎がんおよび血管肉腫に対して用いられる。IFN-γ はがん細胞に直接作用するほか，マクロファージ，NK 細胞を活性化して抗腫瘍効果を発揮する。IL-2 は Tc 細胞，NK 細胞を活性化して抗腫瘍効果を発揮する。

なお，抗ウイルス作用を有する **IFN-α** と **IFN-β** は，がん細胞に直接作用することで抗腫瘍活性を示す。**IFN-α** は腎がん，多発性骨髄腫，慢性骨髄性白血病に対して，**IFN-β** は悪性黒色腫，脳腫瘍（膠芽腫，星細胞腫，髄芽腫）に対して用いられる。がん治療に用いられるサイトカインとして整理しておこう。

15·2·2　特異的免疫療法

特異的な免疫療法の一つに**樹状細胞ワクチン療法**がある。これは *in vitro* に

て，がん抗原由来のペプチドを患者由来の樹状細胞の MHC クラス I 分子に結合させるか，あるいは樹状細胞にがん細胞の溶解物を加えて培養した後，その樹状細胞を再び患者の体内に戻すことで，がん細胞特異的な Tc 細胞を誘導させようという試みである。したがって本治療法は，ワクチン療法に分類される。

　もう一つの特異的免疫療法として，**がん抗原特異的 T 細胞の移入療法**がある。これは患者由来の T 細胞を樹状細胞，がん抗原およびサイトカインの存在下で *in vitro* 培養し，増殖してきた T 細胞を再び患者の体内に戻す方法である。とくに，増殖した T 細胞の中に含まれるがん細胞特異的な Tc 細胞が，がん組織を殺傷することを期待した治療法である。以上述べてきた二つの免疫療法は，確かに免疫学的には正しい治療法ではあるが，解決すべき問題も多く，臨床研究の域を出ていない。

15·2·3　抗体医薬によるがん治療

　現在のがん治療では，がん細胞の増殖にかかわる細胞内情報伝達を阻害する低分子の分子標的薬に加えて，モノクローナル抗体を用いた分子標的治療が重要な位置を占めるようになってきた。このような治療薬は抗体医薬ともよばれ，がん細胞やその他の細胞に発現する分子に対して特異的に結合することでシグナル伝達を遮断したり，NK 細胞による抗体依存性細胞媒介細胞傷害（ADCC，8·5·2項参照）を誘導することで，その効果を発揮する。抗原抗体反応は，抗原特異的な免疫反応であるため，抗体医薬を用いたがん治療も特異的免疫療法の中に分類されるであろう。がん治療で用いられる代表的な抗体医薬についても，整理しておこう。

a.　トラスツズマブ

　HER2（human epidermal growth factor receptor 2）に対するヒト化モノクローナル抗体であり，HER2 の過剰発現が確認された乳がん，治癒切除不能な進行・再発の胃がんに対して用いられる。本薬は HER2 に特異的に結合した後，NK 細胞，単球を作用細胞とした ADCC により，抗腫瘍効果を発揮する。また，本薬を結合した HER2 が細胞内に取り込まれ，HER2 分子数の減少により細胞増殖を抑制する機序も考えられる。

b.　リツキシマブ

　B 細胞表面の分化抗原である CD20 に対するマウス・ヒトキメラ型モノクローナル抗体であり，CD20 陽性の B 細胞性非ホジキンリンパ腫，B 細胞性リンパ増殖性疾患に対して用いられる。本薬は CD20 陽性細胞に結合し，補体依存性の細胞傷害および ADCC によって抗腫瘍効果を発揮する。また本薬は，ウェゲナー肉芽腫症，顕微鏡的多発血管炎，頻回再発型あるいはステロイド依存性を示す難治性のネフローゼ症候群にも用いられる。

c. ベバシズマブ

血管内皮増殖因子 vascular endotherial growth factor（VEGF）に対するヒト化モノクローナル抗体であり，治癒切除不能な進行・再発の結腸・直腸がん，扁平上皮がんを除く切除不能な進行・再発の非小細胞肺がん，卵巣がん，進行または再発の子宮頸がん，手術不能または再発乳がん，悪性神経膠腫に対して用いられる。本薬は VEGF に結合することにより，VEGF と血管内皮細胞上に発現している VEGF レセプターとの結合を阻害する。これにより腫瘍組織での血管新生を抑制し，腫瘍の増殖を阻害する。

d. セツキシマブ

上皮増殖因子レセプター epidermal growth factor receptor（EGFR）に対するマウス・ヒトキメラ型モノクローナル抗体であり，EGFR 陽性の治癒切除不能な進行・再発の結腸・直腸がん，頭頸部がんに用いられる。本薬は，EGFR 発現細胞の EGFR に結合することでシグナル伝達を遮断し，腫瘍の増殖を阻害する。しかし，本薬は EGFR のシグナル伝達系遺伝子である *KRAS* に変異がない場合（野生型）のみ，効果が期待できる。ちなみに，日本人の約 60％が *KRAS* 遺伝子野生型である。また，ADCC による抗腫瘍効果も期待されており，これらは *KRAS* 変異の影響を受けないとされている。

e. パニツムマブ

セツキシマブ同様，EGFR に対するモノクローナル抗体であるが，こちらは完全ヒト型抗体である。適応症は，*KRAS* 遺伝子野生型の治癒切除不能な進行・再発の結腸・直腸がんである。作用機序はセツキシマブと同じであるが，本薬はIgG 2（セツキシマブは IgG 1）であるため，ADCC による抗腫瘍効果は期待できないとされている。

f. デノスマブ

RANKL（receptor activator of NF-κB ligand）に対する完全ヒト型モノクローナル抗体である。本薬は抗腫瘍効果をもつわけではないが，多発性骨髄腫における骨病変および固形がん骨転移による骨病変に用いられるので，ここで述べておく。RANKL は膜結合型あるいは可溶型として存在し，骨吸収を行う破骨細胞およびその前駆細胞表面に発現する RANK とよばれるレセプターに結合することで，破骨細胞の形成，機能および生存を調節している（12・10 節参照）。本薬は，RANKL に結合して破骨細胞の活性化を抑制することで骨吸収を阻害し，がんによる骨病変の進展を抑制すると考えられている。また本薬は，骨粗鬆症，関節リウマチに伴う骨びらんの進行抑制にも用いられる。

g. ニボルマブ

PD-1 に対する完全ヒト型モノクローナル抗体であり，根治切除不能な悪性黒色腫，切除不能な進行・再発の非小細胞肺がん，根治切除不能または転移性の腎細胞がん，再発または難治性の古典的ホジキンリンパ腫，再発または遠隔転移を

有する頭頸部がんに対して用いられる。活性化 T 細胞の表面には PD-1 が発現しているが，抗原提示細胞およびがん細胞の表面にはそのリガンドである PD-L1 や PD-L2 が発現している。活性化 T 細胞は，PD-1 を介してそれらの PD-L1 や PD-L2 に結合すると抑制性のシグナルを受け取り，不活性化されてしまう（15·1節参照）。本薬は，PD-1 に結合することで，このシグナルを遮断し，がん抗原特異的な T 細胞の活性化，増殖能および Tc 細胞の細胞傷害活性を増強することで，抗腫瘍活性を発揮すると考えられている。同じく PD-1 を標的とするヒト化モノクローナル抗体に**ペムブロリズマブ**があり，根治切除不能な悪性黒色腫，PD-L1 陽性の切除不能な進行・再発の非小細胞肺がんに対して用いられている。両抗体ともに免疫チェックポイント分子の作用を阻害するため，**免疫チェックポイント阻害薬**ともよばれている。

h. イピリムマブ

CTLA-4 に対する完全ヒト型モノクローナル抗体であり，根治切除不能な悪性黒色腫に対して用いられる。活性化した T 細胞は，細胞表面に CTLA-4 を発現すると，抗原提示細胞上の B7.1（CD80）および B7.2（CD86）に結合し，T 細胞の活性化を抑制する。本薬は，CTLA-4 に結合することでこの抑制経路を遮断し，がん抗原特異的 T 細胞の活性化，増殖能および Tc 細胞の細胞傷害活性を増強することで，抗腫瘍活性を発揮すると考えられている。したがって本薬も，免疫チェックポイント阻害薬に位置づけられる。また CTLA-4 は，Treg 細胞にも発現しているため，本薬は Treg 細胞の機能低下および ADCC による腫瘍組織での Treg 細胞数の減少をひき起こすことにより，Th1 細胞および Tc 細胞を活性化させ，抗腫瘍活性を回復させると考えられている（15·1 節参照）。

キーワードの確認・15

免疫応答のがん治療への応用

1. **多くのがん細胞はいろいろな方法で免疫システムによる認識から逃れている。**

   (1) MHC クラス I 分子，接着分子，補助刺激分子などの発現を失ったがん細胞 → Tc 細胞を活性化しない → Tc 細胞による攻撃を回避。

   * MHC クラス I 分子の発現を失ったがん細胞は <u>NK 細胞</u>によって認識され，攻撃を受ける（2·3·7 項参照）。

   (2) がん細胞由来の抗原 → 変異 → 抗原特異的 Tc 細胞が認識できなくなる。

   (3) がん細胞が TGF-β などの免疫抑制性サイトカインを放出 → Tc 細胞や Th1 細胞の抑制，Treg 細胞の誘導 → がん細胞に対する免疫応答を抑制する。

   (4) がん細胞の表層分子（PD-L1，PD-L2）→ PD-1 を介して Tc 細胞に抑制性シグナルを伝達する。

2. **がんの免疫療法**

   (1) 免疫賦活剤：菌体成分（OK-432，乾燥 BCG，ウベニメクス），植物成分（PSK，レンチナン）による非特異的免疫療法

   (2) サイトカイン療法：IFN-γ（腎がん），IL-2（腎がん，血管肉腫），IFN-α（腎がん，多発性骨髄腫，慢性骨髄性白血病），IFN-β（悪性黒色腫，脳腫瘍）

   (3) 樹状細胞ワクチン

   (4) *in vitro* 刺激した患者由来がん抗原特異的 Tc 細胞の移入

   (5) モノクローナル抗体：トラスツズマブ/HER-2（乳がん，胃がん），リツキシマブ/CD20（B 細胞性非ホジキンリンパ腫），ベバシズマブ/VEGF（結腸・直腸がん，非小細胞肺がん，卵巣がん，子宮頸がん，乳がん，悪性神経膠腫），セツキシマブ/EGFR（結腸・直腸がん，頭頸部がん），パニツムマブ/EGFR（結腸・直腸がん），デノスマブ/RANKL（多発性骨髄腫および固形がん骨転移による骨病変），ニボルマブ/PD-1（悪性黒色腫，非小細胞肺がん，腎細胞がん，古典的ホジキンリンパ腫，頭頸部がん），ペムブロリズマブ/PD-1（悪性黒色腫，非小細胞肺がん），イピリムマブ/CTLA-4（悪性黒色腫）

確認問題・15　**149**

確認問題・15

● がん細胞の免疫応答回避メカニズムを理解しよう。

1. （a.　　　　　　　　　　　）の発現を消失したがん細胞は，（b.　　　　　　　　　　）からの攻撃を回避するが，逆に（c.　　　　　　　　　）による攻撃を受けやすくなる。

2. がん細胞は（d.　　　　　　）などのサイトカインを産生し，Th1 細胞や（　b　）の活性化を抑制したり，Treg 細胞を動員したりする。

3. Treg 細胞はその細胞表面に（e.　　　　　　　）を高発現しており，これが樹状細胞上の（f.　　　　）に結合し，樹状細胞に抑制性シグナルを入れる。

4. がん細胞はその細胞表面に PD-L1 や PD-L2 を発現しており，それらが（　b　）上の（g.　　　　）に結合し，（　b　）に抑制性シグナルを伝達する。

　　解答：a. MHC クラス I 分子，b. 細胞傷害性 T 細胞，c. NK 細胞，d. TGF-β，
　　　　　e. CTLA-4，f. B7，g. PD-1。

● がん治療に用いられる抗体医薬を整理しておこう。

1. （a.　　　　　　　　　　　　）は，HER2 に対するモノクローナル抗体であり，HER2 陽性の乳がんに対して用いられる。

2. リツキシマブは（b.　　　　　　　）に対するマウス・ヒトキメラ型モノクローナル抗体であり，（　b　）陽性の B 細胞性非ホジキンリンパ腫に対して用いられる。

3. （c.　　　　　　　　　　　）は，VEGF に対するモノクローナル抗体であり，結腸・直腸がん，非小細胞肺がん，卵巣がんなどに対して用いられる。

4. 結腸・直腸がんに対して用いられるセツキシマブおよびパニツムマブは，（d.　　　　　　）に対するモノクローナル抗体であり，（e.　　　　　　）遺伝子に変異がない場合に有効性が期待できる。

5. （f.　　　　　　　　　　　）は，（g.　　　　　　）表面に発現する PD-1 に対するモノクローナル抗体であり，（　g　）への抑制性シグナルを遮断することで効果を発揮し，悪性黒色腫，非小細胞肺がん，腎細胞がん，ホジキンリンパ腫などに対して用いられる。

6. （h.　　　　　　　　　　　）は，T 細胞上の CTLA-4 に対するモノクローナル抗体であり，抑制を受けているがん抗原特異的 T 細胞を活性化したり，（i.　　　　　　）細胞の機能や数を低下させることで抗腫瘍活性を増強し，悪性黒色腫に対して用いられる。

　　解答：a. トラスツズマブ，b. CD20，c. ベバシズマブ，d. EGFR，e. *KRAS*，
　　　　　f. ニボルマブ，g. T 細胞，h. イピリムマブ，i. Treg。

16 ワクチン

私たちは，さまざまな病原体による感染から自身を守るために予防接種を受ける。その予防接種に用いる病原体もしくは病原体由来の抗原が，ワクチンである。それではなぜ予防接種を受けることで，私たちは実際の感染から自身を守ることができるのであろうか。その機構と日本での予防接種の実態を理解しておこう。

16·1 免疫記憶

私たちの体内に特定の抗原が初めて侵入したとき，数日間の期間を経て最初に血中に現れるのはその抗原に対する IgM 抗体である。リンパ節の胚中心ではやがて B 細胞にイソタイプスイッチが起こり，IgM に遅れて IgG が血中に出現する。このように最初の抗原侵入によって生じる免疫反応を**一次免疫応答**という（図 16.1）。つづいて同じ抗原が再び体内に侵入したときには，1 回目よりも短い

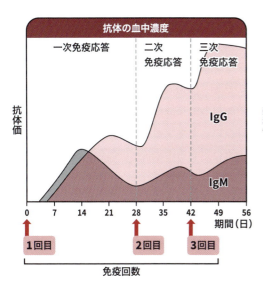 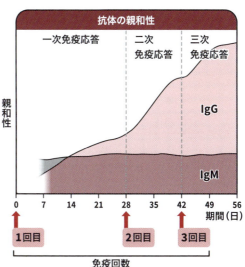

図 16.1　繰返し免疫による抗体産生と抗体親和性の変化

期間を経て最初から IgG が血中に現れ，その血中濃度は一次免疫応答のときよりも高くなる。IgM の血中濃度は，一次免疫応答のときのように IgG に先行して高くなることはない。これは一次免疫応答のさいに IgG へのイソタイプスイッチを起こした B 細胞が記憶 B 細胞として体内に残り，2 回目の抗原侵入にさいしてそれらの記憶 B 細胞が抗原を認識し，形質細胞となるためである。このように 2 回目の抗原侵入によって生じる免疫反応を**二次免疫応答**という。また，リンパ節の胚中心では IgG へのイソタイプスイッチにつづき，B 細胞内で体細胞高頻度突然変異が連続して起こるため，抗体の親和性は少しずつ高まっていく。その程度は，時間がたつほどに，そして抗原侵入の回数が増すほどに高まる。それに比べて IgM の親和性はどの時期でもほとんど変わらない。このことは，イソタイプスイッチが起きた後に，体細胞高頻度突然変異がはじまることを示している。3 回目の抗原侵入によって起こる**三次免疫応答**ではより早く，そして多くの IgG が血中に出現し，IgG の親和性もさらに高まっていく。これは免疫回数を重ねるごとに体内の記憶 B 細胞の数が増していき，また体細胞高頻度突然変異の頻度も増していくことを示している。この傾向は，4 回目以降の抗原侵入にさいしてもさらに高まっていくものと考えられる。

予防接種では，複数回に渡ってワクチンを接種することがあるが，これは高親和性の IgG（または IgA）を発現した記憶 B 細胞を数多く体内に誘導するためである。これによって実際に感染を受けても症状は軽くすむか，あるいは不顕性感染となり症状が現れなくなる。これがまさに予防接種を受けることの意義である。

16·2　予 防 接 種

予防接種に用いるワクチンには，生ワクチン，不活化ワクチン，トキソイドの 3 種類がある。**生ワクチン**は，生きた病原体を弱毒化してワクチンとしたものである。生ワクチンの特徴は，病原体に対する液性免疫だけではなく，細胞性免疫も誘導できる点であろう。**不活化ワクチン**は，死滅させた病原体をワクチンとしたものか，あるいは病原体から特定の抗原（感染防御抗原）を抽出して成分ワクチンとしたものである。不活化ワクチンはおもに液性免疫を誘導し，生ワクチンのように細胞性免疫を誘導する能力はない。**トキソイド**は，細菌由来の毒素をホルマリンで無毒化したものであり，毒素に対する中和抗体の産生誘導を目的としたものである。トキソイドは不活化ワクチンに分類される。

わが国の予防接種には，定期接種と任意接種がある。さらに，定期接種の対象となる疾病は，集団予防を目的とする感染症（A 類疾病）と個人予防を目的とする感染症（B 類疾病）の二つに分類される。定期接種のワクチンは，国や自治体によって接種が推奨されており，ほとんどの地域において無料で受けられる。任意接種のワクチンは，接種するか否かは個人に任されており，一般的に接種費用

16・2 予防接種 *153*

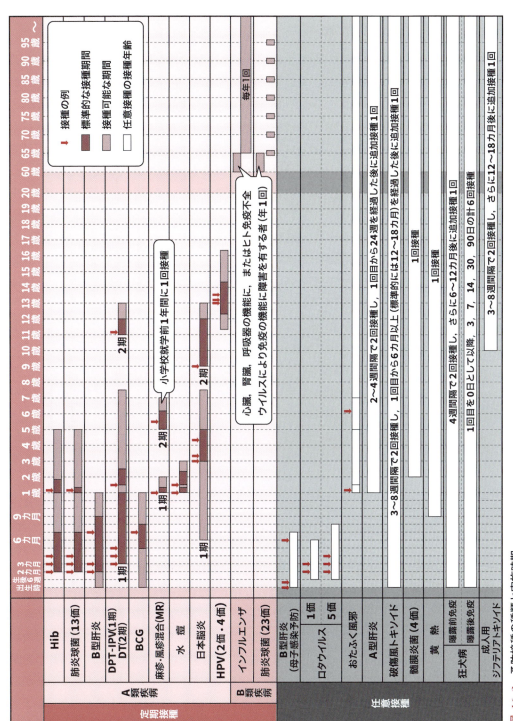

図 16.2 予防接種の種類と実施時期
[国立感染症研究所ホームページを参考に作成]

も自己負担となる。それでは，わが国における予防接種を定期接種と任意接種に分けて整理しておこう（図 16.2）。

16·2·1　定期接種

生ワクチンとして **BCG**（Bacille Calmette-Guérin；ウシ型結核菌 *Mycobacterium bovis*），**MR**（麻疹・風疹混合；麻疹ウイルス measles virus，風疹ウイルス rubella virus），**水痘**（水痘・帯状疱疹ウイルス varicella-zoster virus）の 3 種類が定められている。なお，MR に関しては，必要に応じて単抗原ワクチンを接種することが可能である。また，不活化ワクチンとして **Hib**（インフルエンザ菌 b 型 *Haemophilus influenzae* type b），**肺炎球菌**（*Streptococcus pneumoniae*），**B 型肝炎**（B 型肝炎ウイルス hepatitis B virus），**DPT-IPV**（I 期）/**DT**（II 期）（D：ジフテリア菌 *Corynebacterium diphtheriae*，P：百日咳菌 *Bordetella pertussis*，T：破傷風菌 *Clostridium tetani*，IPV：ポリオウイルス poliovirus），**日本脳炎**（日本脳炎ウイルス Japanese encephalitis virus），**HPV**（ヒトパピローマウイルス human papillomavirus），**インフルエンザ**（influenza virus）の 7 種類が定められている（2018 年 2 月 1 日現在）。

Hib ワクチンには，インフルエンザ菌 b 型の莢膜多糖体に破傷風トキソイド（テタヌストキソイド）を結合させたものが使用されている。**肺炎球菌ワクチン**には，小児用と高齢者用の 2 種類がある。小児用は，13 種類の血清型（13 価）の肺炎球菌莢膜多糖体にジフテリアトキソイドを結合させたものである。高齢者用は，23 価の肺炎球菌莢膜多糖体である。**B 型肝炎ワクチン**は，B 型肝炎ウイルスの表層抗原である HB_S 抗原を含む遺伝子組換え型の成分ワクチンである。**DPT-IPV/DT** のジフテリア菌由来の抗原には，ジフテリア毒素 diphtheria toxin を無毒化したジフテリアトキソイドが，百日咳菌由来の抗原には，菌の培養液上清から精製された感染防御抗原（病原因子）が，破傷風菌由来の抗原には，破傷風毒素 tetanospasmin を無毒化した破傷風トキソイド（テタヌストキソイド）が，ポリオウイルス由来の抗原には，不活化したポリオウイルス inactivated poliovirus（IPV）がそれぞれ含まれている。また，百日咳菌の感染防御抗原の中には，線維状血球凝集素 filamentous hemagglutinin（FHA），パータクチン（69KD 外膜タンパク質），凝集素（アグルチノーゲン 2, 3）などの定着因子，百日咳毒素 pertussis toxin（PT），気管上皮細胞毒素，アデニル酸シクラーゼ，易熱性皮膚壊死毒素などが含まれており，残存毒素はホルマリンで無毒化されている。**日本脳炎ワクチン**は，ホルマリンで無毒化した不活化ウイルスワクチンであるが，**HPV ワクチン**は，二つのタイプのカプシドタンパク質抗原を含有した遺伝子組換え型の成分ワクチンである。**インフルエンザワクチン**は，インフルエンザウイルス粒子をエーテルにより分解し，ヘマグルチン hemagglutinin（HA）分画を分取してホルマリンで不活化した成分ワクチンである。

インフルエンザ菌 b 型の莢膜多糖体および肺炎球菌の莢膜多糖体は 2 型胸腺非依存性抗原 (TI-2 抗原) である。したがって B 細胞は，ヘルパー T 細胞への抗原提示がなくとも，多糖体抗原を認識して抗体 (IgM) を産生できる。また，B 細胞はサイトカイン刺激を受けることによって IgG へのイソタイプスイッチも誘導できる。しかし，乳児期から幼児期の小児の未熟な B 細胞は，TI-2 抗原に対して十分な抗体産生を誘導しない。そこで，小児を対象としているインフルエンザ菌 b 型の莢膜多糖体には破傷風トキソイドを，また小児用の肺炎球菌莢膜多糖体にはジフテリアトキソイドを結合させ，T 細胞依存的に B 細胞を活性化できるように工夫がなされている (8・2 節および 9・1 節参照)。

16・2・2　任 意 接 種

母子感染予防を目的とした **B 型肝炎ワクチン**は，抗 HBs ヒト免疫グロブリンとの併用で任意接種できる。**ロタウイルスワクチン**は，ロタウイルス rotavirus の経口弱毒生ワクチンであり，一価のものと五価のものがある。五価のものは異なる 5 株のロタウイルス弱毒株が混合されている。**おたふく風邪**（流行性耳下腺炎）**ワクチン**は，ムンプスウイルス mumps virus の弱毒生ワクチンである。**A 型肝炎ワクチン**は，精製された A 型肝炎ウイルス hepatitis A virus を不活化したものである。**破傷風トキソイド**は，単独で任意接種できる。**髄膜炎菌ワクチン**は，4 種類の血清型（四価）の髄膜炎菌 *Neisseria meningitidis* 由来莢膜多糖体にジフテリアトキソイドを結合させたものである。**黄熱ワクチン**は，黄熱ウイルス yellow fever virus の弱毒生ワクチンである。一般の医療機関での接種は行われておらず，検疫所での接種となる。**狂犬病ワクチン**は，狂犬病ウイルス rabies virus を不活化したものである。**成人用ジフテリアトキソイド**は，10 歳以上の者に対して任意接種できる。

キーワードの確認・16

1. **免疫記憶**

2度目の抗原侵入では，免疫記憶により免疫系は，1度目より早くかつ効果的に反応できることを再確認しておこう（図16.1）。

(1) 一次免疫応答：IgM に遅れて IgG が血中に出現する。

IgG の親和性はそれほど高くない。

(2) 二次免疫応答：最初から IgG が血中に出現する。

一次免疫応答のときよりも早く IgG の血中濃度がピークに達する。

IgG の血中濃度と親和性は一次免疫応答のときよりも高い。

＊ 免疫記憶のおかげで同じ病原体による再感染を受けても1度目よりも症状は軽くてすむか，あるいは不顕性感染となる。

2. **日本で接種可能なワクチンの種類**（図16.2）

(1) 【定期接種】　生ワクチン：BCG，麻疹・風疹混合（MR），水痘

不活化ワクチン：Hib，肺炎球菌（小児：13価，老人：23価），B型肝炎，DPT-IPV/DT，日本脳炎，HPV，インフルエンザ

(2) 【任意接種】　生ワクチン：ロタウイルス（一価または五価），流行性耳下腺炎（おたふく風邪 mumps virus），黄熱

不活化ワクチン：B型肝炎，A型肝炎，破傷風トキソイド，髄膜炎菌，狂犬病，成人用ジフテリアトキソイド

BCG: *Mycobacterium bovis*, **MR**: measles virus & rubella virus, **DPT**: *Corynebacterium diphtheriae* (diphtheria toxin → diphtheria toxoid), *Bordetella pertussis* (protective antigens purified from the culture supernatants) & *Clostridium tetani* (tetanospasmin → tetanus toxoid), **IPV**: inactivated polio vaccine, **Hib**: *Haemophilus influenzae* type b, **HPV**: human papillomavirus

＊ **百日咳菌（*Bordetella pertussis*）の病原因子**：線維状血球凝集素（FHA），

パータクチン（69KD 外膜タンパク質），凝集素（アグルチノーゲン 2，3）などの定着因子，百日咳毒素（PT），気管上皮細胞毒素，アデニル酸シクラーゼ，易熱性皮膚壊死毒素など。

確 認 問 題・16

● ワクチンとその原理について整理しておこう。

1. 体内に初めて特定の抗原が侵入したとき，最初に血中に現れるのは（a.　　　）抗体であり，遅れて（b.　　　）抗体が出現する。これを（c.　　　）免疫応答という。2 回目の抗原侵入では，最初から（　b　）抗体が産生され，しかもその血中濃度は（　c　）免疫応答のときよりも高い。これを（d.　　　）免疫応答という。（　d　）免疫応答では，産生される（　b　）抗体の抗原に対する（e.　　　）も（　c　）免疫応答のときよりも高くなっている。これは，（　c　）免疫応答で生じた B 細胞がイソタイプスイッチにつづいて体細胞高頻度突然変異を終え，その一部が（f.　　　）B 細胞として生体内に残っていたためである。ワクチン接種では，実際の（g.　　　）に備えて，生体内にあらかじめ（　f　）B 細胞や（　f　）T 細胞を誘導しておくことが重要となる。

　解答：a. IgM，b. IgG，c. 一次，d. 二次，e. 親和性，f. 記憶，g. 感染。

2. ワクチンのうち，BCG や MR ワクチンなどは（a.　　　　　）に分類され，Hib や肺炎球菌ワクチンなどは（b.　　　　　　）に分類される。これらのワクチンはいずれも日本国内で（c.　　　　　）として受けることができる。また，（d.　　　　　）とは，細菌由来の毒素をホルマリンで無毒化したものをいう。

　解答：a. 生ワクチン，b. 不活化ワクチン，c. 定期接種，d. トキソイド。

17

臨床免疫学編の要約

● Ⅰ型～Ⅳ型過敏反応について，代表的な疾患名をあげてその機構を説明できるか？　11·1～11·4 節

● 代表的なアレルギー疾患について，その原因と治療法を説明できるか？　11·5 節

● 代表的な自己免疫疾患について，その原因（過敏反応機序の観点から）と治療法を説明できるか？　12·1～12·11 節

● 原因不明の炎症性疾患について，その疾患名と治療法を列挙できるか？　12·12 節

● 膠原病の定義とこれに分類される疾患名を列挙できるか？　12·13 節

● 拒絶反応の種類，原因およびその回避方法について説明できるか？　13·1，13·3 節

● GVHD の原因と回避方法について説明できるか？　13·2 節

● 代表的な免疫抑制薬をあげて移植のさいの適応症および薬理作用について説明できるか？　13·4 節

● 代表的な先天性免疫不全症について，その原因と治療法を説明できるか？　14·1～14·8 節

- がんの免疫システムからの回避方法について説明できるか？　15・1 節

- がん治療における免疫学的なアプローチ方法について説明できるか？
　15・2 節

- 予防接種の原理（免疫記憶），実施状況およびおもなワクチン（その成分）について説明できるか？　16・1，16・2 節

最終確認　これまで学んできた免疫学的な基礎知識を用いて，免疫が関与するさまざまな疾患の原因とその治療法の根拠，臨床上重要となるさまざまな免疫反応の発生と対処法，そして感染症の予防法について適切な説明ができるようになろう！

索　引

あ

iNKT 細胞 → インバリアントナチュラ
　　ルキラー T 細胞
IFN → インターフェロン
IL → インターロイキン
ILC → 自然リンパ球
ILC1　73
ILC2　73
ILC3　73
ICAM-1　22
Ig → 免疫グロブリン
IgA　43, 44, 87
IgA 腎症　124
IgD　43, 44, 87
IgE　43, 44, 87
IgG　43, 44, 87, 88
　　──抗体の基本構造　31
IgM　43, 44, 87
　　膜型──の生成　45
IVIG 療法 → 免疫グロブリン大量静注療
　　法
アザチオプリン　132
アジュバント　96
アダリムマブ　121
アデノシンデアミナーゼ (ADA) 欠損症
　　137
アトピー性皮膚炎　110, 113
アナフィラキシー　112
アナフィラトキシン　18
アバタセプト　121
アポトーシス　60
RIA → ラジオイムノアッセイ
RNA スプライシング　45
RORγt　73
アルツス反応　111
アレル → 対立遺伝子
アレルギー　109, 112

い

アレルギー性鼻炎　109, 113
アレルゲン　109
アロ反応　129

移植片拒絶　129
移植片対宿主病 (GVHD)　130
イソタイプ　31, 43
イソタイプスイッチ　47, 86
I 型過敏反応　109
1 型糖尿病　119
1 型ヘルパー T 細胞 → Th1 細胞
一次免疫応答　151
一次リンパ濾胞　85
一酸化窒素 (NO)　76
遺伝子座　40, 42, 55
遺伝性血管神経浮腫　141
イピリムマブ　147
イムノフィリン　133
インターフェロン (IFN)　26
IFN-α　26, 144
IFN-β　26, 144
IFN-γ　27, 71, 86, 144
インターロイキン (IL)　21
IL-1　21
IL-2　71, 144
IL-4　72, 86
IL-5　72
IL-6　25, 72, 73
IL-8　22
IL-10　74
IL-12　25, 71
IL-13　72
IL-17A　73
IL-17F　73
IL-21　72, 86
IL-22　73
IL-23　73

インバリアント鎖　52
インバリアントナチュラルキラー
　　(iNK) T 細胞　62
インフュージョン リアクション
　　121
インフリキシマブ　121
インフルエンザ菌 b 型　96
インフルエンザ菌 b 型ワクチン → Hib
　　ワクチン
インフルエンザワクチン　154

う

ウィスコット-オルドリッチ症候群
　　138
ウェゲナー肉芽腫症　124
ウベニメクス　144
右リンパ本幹　9
ウルシオール　112

え

A 型肝炎ワクチン　155
液性免疫　83
液性免疫応答　73, 83, 84
SCID → 重症複合免疫不全症
エタネルセプト　121
X 連鎖性 SCID　137
X 連鎖性無 γ-グロブリン血症　138
X 連鎖性リンパ増殖症候群　139
Hib ワクチン　154
HEV → 高内皮細静脈
HLA → ヒト白血球抗原
H 鎖　31
HPV ワクチン　154
ADA 欠損症 → アデノシンデアミナー
　　ゼ欠損症
ADCC → 抗体依存性細胞媒介細胞傷害
NK 細胞 → ナチュラルキラー細胞
エピトープ　33

索引

エフェクター T 細胞　9
エフェクター物質　13
Fab フラグメント　32
Fc フラグメント　32
FcεR I　87, 89
Fcγ レセプター　88
MR ワクチン　154
MALT → 粘膜関連リンパ組織
MHC → 主要組織適合遺伝子複合体
MHC クラス I 分子　33, 34
MHC クラス II 分子　34
MHC 拘束性　35, 62
MLR → 混合リンパ球反応
M-CSF → マクロファージコロニー刺激
　　因子
MBL → マンノース結合レクチン
ELISA（エライザ）　98, 99
エリスロポエチン　77
LFA-1　23
L 鎖　31
炎症性サイトカイン　21
炎症反応（遅発性）　109
エンドソーム　21, 52

お

黄熱ワクチン　155
オクタロニー法　101
OK-432　144
オートクリン作用　71
オプソニン　14, 18
オプソニン化　88
オマリズマブ　112
オーメン症候群　138

か

獲得免疫 → 適応免疫
家族性血球貪食症候群　139
家族性地中海熱　140
活性酸素　76
カテリシジン　14
カナキヌマブ　140
過敏反応　109
　I 型――　109
　II 型――　110
　III 型――　110
　IV 型――　111
　遅延型――　111
花粉症　113
可変部　32
　――の遺伝子再編成　40, 42
顆粒球コロニー刺激因子（G-CSF）
　　77
顆粒球・マクロファージコロニー刺激因
　　子（GM-CSF）　77

カルシニューリン　133
川崎病　124
がん　143
がん抗原　143
がん細胞　143
関節リウマチ　120
感染　19
完全抗原　95
感染防御抗原　97
乾燥 BCG　144

き

気管支喘息　109, 112
キャリヤータンパク質　95
急性前部ブドウ膜炎　125
急性拒絶反応　131
胸管　9
狂犬病ワクチン　155
凝集反応　100
胸腺　7, 61
胸腺細胞の分布　61
胸腺非依存性（TI）抗原　85
強直性脊椎炎　124
強皮症 → 全身性硬化症
莢膜多糖体　96
共優性　55
拒絶反応　131
金属アレルギー　112

く

グッドパスチャー症候群　118
クッパー細胞　5
クラス → イソタイプ
クラススイッチ → イソタイプスイッチ
グラニュリシン　75
グランザイム　75
クリオグロブリン血漿　122
クリオピリン関連周期性発熱症候群
　　140
グレーブス病 → バセドウ病
クロスプレゼンテーション　54
クローン選択説　46
クローン病　124

け

形質芽細胞　85
形質細胞　85
血液型不適合輸血　110
結核ワクチン → BCG ワクチン
血小板減少症　110
血清病　111
結節性多発動脈炎　124
ケモカイン　19, 23, 24
ケモカイン CCL21　68

減感作療法　113

こ

高 IgD 症候群　140
高 IgE 症候群　138
好塩基球　5
抗菌ペプチド　14
抗原　3
抗原結合部位　32
抗原決定基 → エピトープ
抗原提示細胞　5, 69
抗原認識　35
膠原病　125
抗原ペプチドの供給経路　52
抗原ペプチド輸送体（TAP）　51
好酸球　5, 90
高親和性 IL-2 レセプター　70
酵素免疫測定 → ELISA
抗体依存性細胞媒介細胞傷害（ADCC）
　　89
抗体価　98
抗体産生　96
抗体の親和性　151
好中球　5, 22
高内皮細静脈（HEV）　10
抗ヒト胸腺細胞ウサギ免疫グロブリン
　　111, 133
抗ヒト T リンパ球ウサギ免疫グロブリ
　　ン　111
骨髄　6
古典経路　14, 15, 88
ゴリムマブ　121
コロニー刺激因子（CSF）　77
混合性結合組織病　124
混合リンパ球反応（MLR）　130

さ

再生不良性貧血　122
サイトカイン　5, 19, 21, 53, 76
細胞傷害性 T（Tc）細胞　35
細胞傷害性 T 細胞抗原 4 → CTLA-4
細胞性免疫　71
細胞接着分子-1 → ICAM-1
ザイモサン　20
サルコイドーシス　125
サルベージ経路　98
III 型過敏反応　110
サンドイッチ法　100

し

CR → 補体レセプター
CR1　16, 18, 88
CRP → C 反応性タンパク質
CSF → コロニー刺激因子

CXCL8　22
シェディアック-東症候群　139
GATA-3　72
GM-CSF → 顆粒球・マクロファージコ
　　ロニー刺激因子
シェーングレン症候群　122
C9 欠損症　141
シグナル伝達　70
シクロスポリン　133
シクロホスファミド　132
自己免疫性血小板減少性紫斑病　117
自己寛容　60
自己免疫性溶血性貧血　117
G-CSF → 顆粒球コロニー刺激因子
C3 転換酵素　14
C3a　14
C3b　14
自然免疫　13
自然免疫応答　14
自然リンパ球 (ILC)　73
CD (分類)　5
CD3　61,62
CD4　35
CD8　35
CD25　144
CD28　70
CD40　86
CD40 リガンド (CD40L)　83,86
CD80　70
CD86　70
CDR → 相補性決定領域
CTLA-4　70,143
C 反応性タンパク質 (CRP)　25
gp91phox　139
GVHD → 移植片対宿主病
ジフテリアトキソイド (成人用)　155
若年性特発性関節炎　124
重症筋無力症　119
重症先天性好中球減少症　139
重症複合免疫不全症 (SCID)　137
制御性 T 細胞 → Treg 細胞
樹状細胞　5,54,69
樹状細胞ワクチン療法　144
腫瘍壊死因子 (TNF)　21
主要組織適合遺伝子複合体 (MHC)
　　33,52,55
常染色体劣性高 IgM 症候群　138
C5 転換酵素　16
C5a　16
尋常性天疱瘡　123
新生児溶血性貧血　110
蕁麻疹　109

す
水疱性類天疱瘡　123
髄膜炎菌ワクチン　155
スティーブンス-ジョンソン症候群
　　113

せ
成人用ジフテリアトキソイド　155
正の選択　63
セツキシマブ　146
接触性皮膚炎　111
接着分子　22
E-セレクチン　22
L-セレクチン　68
P-セレクチン　22
全身性アナフィラキシー　109
全身性エリテマトーデス　120
全身性硬化症　123

そ
走化性　23
造血幹細胞由来　3
相補性決定領域 (CDR)　32
即時型アレルギー　109

た
体細胞遺伝子組換え　39
体細胞高頻度突然変異　41,86
第二経路 (または代替経路)　16,17
対立遺伝子　55
ダイレクト・クロスマッチテスト
　　131
タクロリムス　133
多形核白血球　5
多型性　55
多重性　55
脱顆粒　90
多発血管炎性肉芽腫症　124
多発性筋炎　122
多発性硬化症　119
ダブルネガティブ胸腺細胞　61
ダブルポジティブ胸腺細胞　62
担体タンパク質 → キャリヤータンパク
　　質

ち
遅延型過敏反応　111
遅発性炎症反応　109
中毒性表皮壊死症　113
中和　87
超急性拒絶反応　131
沈降線　101
沈降反応　101

つ
ツベルクリン反応　111

て
TI 抗原 → 胸腺非依存性抗原　85
TI-1 抗原　85
TI-2 抗原　86
DIC → 播種性血管内凝固症候群
Th 細胞 → ヘルパー T 細胞
Th1 細胞　71
Th2 細胞　71
Th17 細胞　73
DNA 組換え　47
TNF → 腫瘍壊死因子
TNF-α　21,25
TNF レセプター関連周期熱症候群
　　140
TAP → 抗原ペプチド輸送体
Tfh 細胞　72,84
TLR → Toll 様レセプター
TLR2　21
TLR4　20
T 細胞　3
　　——の活性化　71
　　——の分化過程　60
　　——レセプターの構造　33
TGF-β　73,86
Tc 細胞 → 細胞傷害性 T (Tc) 細胞
定常部　32
ディジョージ症候群　138
DPT-IPV ワクチン　154
α-ディフェンシン　14
β-ディフェンシン　14
T ヘルパー 17 細胞 → Th17 細胞
T-bet　71
Treg 細胞　74
適応免疫　6
適応免疫応答　9,14
デノスマブ　146
de novo 経路　98

と
糖尿病　119
トキソイド　152
トシリズマブ　121
ドメイン　32
トラスツズマブ　145
トランスフォーミング増殖因子-β →
　　TGF-β
Toll 様レセプター (TLR)　20,21
貪食能　5

な

ナイーブ T 細胞　5, 10, 68
　——のリンパ節内への移動　69
ナチュラルキラー（NK）細胞　3, 26, 89
生ワクチン　152

に

II型過敏反応　110
2 型ヘルパー T 細胞 → Th2 細胞
二次免疫応答　152
二次リンパ濾胞　85
ニボルマブ　146
日本脳炎ワクチン　154

ね

粘膜関連リンパ組織（MALT）　8

は

肺炎球菌ワクチン　154
敗血症　24
敗血症性ショック　25
胚中心　85
ハイブリドーマ　97
破骨細胞　5
橋本病　118
播種性血管内凝固症候群　25
破傷風トキソイド　95, 155
バシリキシマブ　133
バセドウ病　118
パニツムマブ　146
パネート細胞　14
パーフォリン　75
ハプテン　95

ひ

B7　70
PSK　144
PNP 欠損症 → プリンヌクレオチドホスホリラーゼ欠損症
B/F 分離　100
B 型肝炎ワクチン　154
B 細胞　3, 69
　——の活性化　84
Bcl-6　72
BCG ワクチン　154
微小変化型ネフローゼ症候群　125
脾臓　7, 8
PD-1　144
PD-L1　144
PD-L2　144
ヒト白血球抗原（HLA）　54
ヒトパピローマウイルスワクチン →

HPV ワクチン
皮膚筋炎　122
肥満細胞 → マスト細胞

ふ

ファゴソーム　52
Fas リガンド　75
フィコリン　18
VCAM-1　120
Foxp3　74
不活化ワクチン　152
不完全抗原　95
副組織適合抗原　130
負の選択　63
フラジェリン　20
プリンヌクレオチドホスホリラーゼ（PNP）欠損症　137
プレドニゾロン　132
フロイントアジュバンド　96
プログラム細胞死　144
プロセッシング　52
プロテアソーム　51
分泌成分　45
分類不能型免疫不全症　138

へ

β_2 ミクログロブリン　34
ベーチェット病　124
ベバシズマブ　146
ペムブロリズマブ　147
ヘルパー T（Th）細胞　35

ほ

補体　14
補体レセプター（CR）　16
ポリクローナル抗体　97

ま

膜型 IgM の生成　45
膜侵襲複合体　19
マクロファージ　5, 69
マクロファージコロニー刺激因子（M-CSF）　77
麻疹・風疹混合ワクチン → MR ワクチン
マスト細胞　5
慢性拒絶反応　131
慢性肉芽腫症　139
慢性皮膚粘膜カンジダ症　140
マンノース結合レクチン（MBL）　17

み

ミクログロリア　5
ミコフェノール酸モフェチル　132

め

免疫グロブリン（Ig）　31, 87
免疫グロブリン A → IgA
免疫グロブリン D → IgD
免疫グロブリン E → IgE
免疫グロブリン G → IgG
免疫グロブリン M → IgM
免疫グロブリン大量静注（IVIG）療法　114
免疫蛍光法　101
免疫チェックポイント阻害薬　147
免疫チェックポイント分子　144
免疫原性　95

も

毛細血管拡張性運動失調症　138
モノクローナル抗体　97, 98

ゆ

遊走　18
遊走細胞　24

よ

溶血性貧血　110
予防接種　152
　——の実施期間　153
　——の種類　153
IV型過敏反応　111
四種混合ワクチン → DPT-IPV ワクチン

ら

ラクトフェリン　13
ラジオイムノアッセイ（RIA）　100
ランゲルハンス細胞　5

り

リウマチ熱　123
リウマトイド因子　120
リガンド　21
リソソーム　52
リゾチーム　13
リツキシマブ　145
リンパ球の体内循環　9
リンパ節　7
　——の構造　7, 85
　——への病原体の移送　9
リンパ組織の体内分布　6

る

ループス腎炎　120

れ

レイノー症状　　123
レクチン経路　　17, 18
レンチナン　　144

ろ

濾胞性ヘルパー T 細胞 → Tfh 細胞
ロタウイルスワクチン　　155

わ

ワクチン　　151, 154, 155

著者略歴
松井 勝彦（まつい かつひこ）
富山県富山市生まれ
明治薬科大学大学院薬学研究科博士課程修了 薬学博士
南フロリダ大学医学部医微生物学免疫学教室 博士研究員，明治薬科大学助手，講師，准教授を経て，2018 年より明治薬科大学薬学部 教授．

薬学生・薬剤師のための コンパクト免疫学

平成 30 年 3 月 30 日　発　　　行
令和 5 年 4 月 20 日　第 3 刷発行

著 作 者　　松　井　勝　彦

発 行 者　　池　田　和　博

発 行 所　　丸善出版株式会社

〒101-0051 東京都千代田区神田神保町二丁目17番
編集：電話(03)3512-3262／FAX(03)3512-3272
営業：電話(03)3512-3256／FAX(03)3512-3270
https://www.maruzen-publishing.co.jp

©Katsuhiko Matsui, 2018

組版印刷・創栄図書印刷株式会社／製本・株式会社 松岳社

ISBN 978-4-621-30282-8　C3047　　　　Printed in Japan

JCOPY　〈(一社)出版者著作権管理機構 委託出版物〉
本書の無断複写は著作権法上での例外を除き禁じられています．複写される場合は，そのつど事前に，(一社)出版者著作権管理機構（電話 03-5244-5088, FAX 03-5244-5089, e-mail：info@jcopy.or.jp）の許諾を得てください．